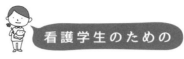

看護学生のための

実習の前に読む本

田中 美穂
東邦大学医学部 非常勤講師

蜂ヶ崎 令子
東邦大学健康科学部看護学科
トランスレーショナル看護領域 准教授

医学書院

著者による自己紹介

　人々が快適に日常を暮らせるように，田中は労作を，蜂ヶ崎は動作を研究しています．そんな 2 人は，看護学生にとって面白くてためになる本作りを目指しています．
　目的・目標や報告などの気になるモノゴトの仕組みを田中が，痒いところに手が届く看護技術の方法やその根拠を蜂ヶ崎が担当し，これから臨地実習に繰り出す学生へのエールと愛を込めて 1 冊の本にまとめました．一度読んでおしまいの本でも，単なるマニュアルでもありません．ゆっくりじっくりお読み下さい．

▶田中美穂が執筆したのは…
　Ⅰ 実習前対策／Ⅱ 指導者との関係／Ⅲ 看護援助技術（1 と 2 の半分）
　Ⅵ 実習記録の書き方／Ⅶ ホームへ帰還

▶蜂ヶ崎令子が執筆したのは…
　Ⅲ 看護援助技術（2 の半分と 3〜9）／Ⅳ 観察のポイント／Ⅴ アクシデント

看護学生のための 実習の前に読む本

発　行　2015 年 2 月 15 日　第 1 版第 1 刷Ⓒ
　　　　2022 年 11 月 1 日　第 1 版第 9 刷

著　者　田中美穂・蜂ヶ崎令子
　　　　たなかみほ　はちがさきれいこ

発行者　株式会社　医学書院
　　　　代表取締役　金原　俊
　　　　〒113-8719　東京都文京区本郷 1-28-23
　　　　電話　03-3817-5600（社内案内）

印刷・製本　アイワード

本書の複製権・翻訳権・上映権・譲渡権・貸与権・公衆送信権（送信可能化権を含む）は株式会社医学書院が保有します．

ISBN978-4-260-02076-3

本書を無断で複製する行為（複写，スキャン，デジタルデータ化など）は，「私的使用のための複製」など著作権法上の限られた例外を除き禁じられています．大学，病院，診療所，企業などにおいて，業務上使用する目的（診療，研究活動を含む）で上記の行為を行うことは，その使用範囲が内部的であっても，私的使用には該当せず，違法です．また私的使用に該当する場合であっても，代行業者等の第三者に依頼して上記の行為を行うことは違法となります．

JCOPY 〈出版者著作権管理機構　委託出版物〉
本書の無断複製は著作権法上での例外を除き禁じられています．複製される場合は，そのつど事前に，出版者著作権管理機構（電話 03-5244-5088，FAX 03-5244-5089，info@jcopy.or.jp）の許諾を得てください．

はじめのことば
実習のすゝめ

　看護学は机上の理論だけでなく実践を伴う学問です。人を看る能力を、人と関わる体験を通して身につけていくために、教室を臨地に移し学ぶのが臨地実習です。

　臨地実習は、看護学を学ぶ上では絶対に避けて通れない山や谷です。出会って間もない患者さんのよき援助者となるために、お話をしたり身体を拭いたりしながら少しずつ信頼関係を構築していく…簡単なことではありません。喜んだりへこんだりしながら、少しずつ前に進みましょう。

　看護を好きになるにも嫌いになるにも、実習は大きく影響します。「人が好き、看護が好き」だからと看護の道を選んだ人も、それほどでもない人も、これから立ち向かう実習に大きな不安を抱き、緊張から夜も眠れない日々が続いてしまうかもしれません。そんなとき、この本を開いてみて下さい。実習中に乗り越えるべき課題を、どのように考え解決したらよいのか、どう行動したらよいのか、ヒントとなることがこの本にはたくさんつまっています。

　だれもがすぐに患者さんにピッタリの看護を実践できるわけではありません。ベテランナースだって教員だって、みんな臨地実習を乗り越えてきたのです。私達は看護の先輩として、みなさんが必要以上に不安や恐れを抱いて実習を嫌いになってしまわないように、ただただ応援したくてこの本を作りました。

　さあ、勇気を出して、はじめの一歩を踏み出しましょう！

2015 年 1 月

田中 美穂・蜂ヶ崎 令子

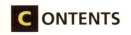

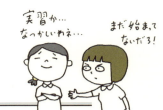

I 実習前対策 8

1 実習前に確認しておきたいこと 8
- Step 1 実習の目的・目標を理解しよう 9
- Step 2 自分の「免疫力」を知っておこう！ 11
- Step 3 実習に欠かせない7つ道具をそろえよう！ 16
- Step 4 大事なことを、もう一度チェック！ 18

2 受け持ち患者さん決定！ 19
- Step 1 まず「わからないこと」を探そう 20
- Step 2 「知ってるつもり」も、復習しておこう 23

3 自分の時間を管理する 25
- 臨地で勉強するって、どんな1日になるの？ 26
- 実習期間中の勉強＆遊びのバランスは？ 27

II 指導者との関係 30

1 看護師への報告・連絡・相談を活用する 30
- 伝わる報告をしよう 31
- 定時報告の腕を上げよう！ 35

III 看護援助技術 40

1 コミュニケーション 40
- 対人距離 interpersonal distance を考える 40
- 同情と共感は違うもの 41

2 感染予防 44
- 手指衛生は感染予防の基本 45
- 自分を守る、個人防護具 46

3 食事の援助 47
- おいしく食べるための儀式　47
- 食事の前に確認すること　48
- 間違って配膳しないために　49
- 食器配置の決まりごと　50
- 経鼻経管栄養法の注意　50

4 清潔の援助 52
- 清潔方法の決め方　53
- 安全・安楽な入浴のために　54
- 着替えの常識を知っておこう　56
- 事前に自己練習しておきたい技術　58
- 清潔ケアは観察の機会　58

5 排泄の援助 60
- 排泄方法の見極め方　61
- 膀胱留置カテーテルの管理　63
- 尿量測定と蓄尿　63
- 排泄ケア時、観察すべきこと　64

6 活動の援助 66
- 動かないことの弊害　66
- 褥瘡を防ぐ　66
- 起立性低血圧による転倒を防ぐ　68
- 日常生活行動がリハビリテーションになる　68
- 患者さんが昼間、寝てばかりいたら？　70

7 検査の援助 72
- 検査に行く前の確認　72
- 検査について行くとき、検査中　74
- 検査から帰ってくるとき　76
- 造影剤、バリウムの排泄　77

8 呼吸の援助 78
- 吸引時の注意点　78
- 酸素療法（酸素投与）　79
- サチュレーションモニター　80
- 生活行動の中で呼吸を観察する　81

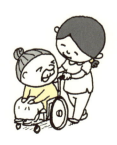

CONTENTS

9 与薬の援助 83
- 患者さんの飲んでいる薬を確認しよう 83
- 安全な与薬のための確認事項 84
- 内服のタイミング 84
- 与薬のときに特に注意すること 85
- 副作用で起こりがちな症状 88
- 薬の飲み方の工夫 88

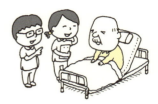

IV 観察のポイント 90

1 バイタルサイン 90
- バイタルサインの測定だけで終わらせない！ 91
- 援助の前・後にもバイタルサイン測定 91

2 フィジカルアセスメント 93
- 胸部の観察 93
- 腹部の観察 95
- 脳神経の観察 96

3 検査値をみるときのポイント 97

V アクシデント 100

1 受け持ち患者さんが急変！ 100
- Step 1 人を呼びましょう 100
- Step 2 意識を確認しましょう 101
- Step 3 呼吸と脈拍を大まかに把握しましょう 101
- Step 4 血圧を測定しましょう 101
- Step 5 呼吸と脈拍を正確に測定しましょう 101
- Step 6 看護師に報告しましょう 102
- Step 7 家族の方への対応 102

2 暴力・セクシャルハラスメント 103
- Step 1 「やめて下さい」と言いましょう 103
- Step 2 その場から離れましょう 104
- Step 3 教員や看護師に相談しましょう 104
- Step 4 忘れられず、嫌な思いが続くときは 104
- もしも友達に打ち明けられたら? 104

VI 実習記録の書き方 106

- 文章作法を復習しよう 107
- 個人情報の取り扱い 108
- 看護の専門用語を使おう 109

VII ホームへ帰還 112

- 忘れ物はないですか? 112
- 家に帰ったら 113

COLUMN
- 01 オペ室・ICUってどんなところ? 29
- 02 知っておきたい援助 排液バッグと心電図モニター 65
- 03 カンファレンスも実習の一部です! 111
- 04 おやすみ前のセルフ・モニタリング 114
- 05 臨地で人の死に触れる 115

付 録　話題作りツール 116

索 引 119

イラスト　　　ヨシタケシンスケ
本文デザイン　hotz design inc.

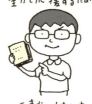
みなさんの実習を
全力で応援するために
こまかいノウハウ
つめこみました!

Ⅰ 実習前対策

1 実習前に確認しておきたいこと

　　入学してから毎日、人体の構造と機能、薬理学など、教室でたくさんのことを学んできました。実習室では同級生を相手に技術の練習もしました。

　　さぁ、次はいよいよ臨地実習です！ 自分がいつ、どの領域の実習に行くのか、学校の年間スケジュールを確認して下さい。準備には予防接種のように時間のかかるものもあります。直前になってあわてないように、計画的に準備を整えておきましょう。

実習は寝る暇もないほど大変、つらい…って聞くけど本当かな？

何のために実習に行くの? よく考えておこう！

　　実習が楽しみな人も、そうでもない人も、まずは「臨地へ行くのだ！」と、自覚しましょう。患者さんや看護師の日常の場に入り込んで勉強させていただくのですから、何となく実習に突入してしまったのでは協力して下さる方々に失礼ですね。

　　実践的に臨地で学習する場合、「患者さんとの人間関係や病状の変化、臨地の状況に合わせて、自分をコントロールしなくてはならない」という心構えをしておきましょう。

　　看護過程や援助技術を体験することも重要ですが、相手の立場から状況を振り返る、チームワークを体験する、自分自身を知る…実習は医療人としての自覚や社会性を身につけていくプロセスでもあるのです。

Step 1 実習の目的・目標を理解しよう

▶実習の目的・目標を確認する

　基礎看護学実習や成人看護学実習など、種類によって実習の目的・目標が異なります。学校によって多少の違いはありますが、山を登るように、少しずつ、かつ着実に看護学の高い知識と技術を身につけることを願って考えられたものです。

　今回の実習で、自分は何を手に入れるために臨地へ行くのか？目的・目標をしっかり理解することから始めましょう。

①実習の目的

　「何のために実習に行くのか」が目的です。通常、目的には「どこに向かうのか？」、その行き先が明確に記述されているはずです。表現が抽象的なこともあるので、理解できないときは教員に質問しましょう。大切なのは、行き先をしっかり理解していることです。そうでないと、実習中に何をしたらよいかわからず、迷子になってしまいますよ。

> 例 看護援助を必要としている人々との臨地での直接的な関わりを通して、ニーズを理解し、既習の知識・技術を用いて、基本的な看護援助の方法を学ぶ。

②到達目標

　「実習で達成すべきこと」が目標です。通常、目標には「目的に近づくためにやるべきこと」が具体的に記述されています。目標はそれぞれが「現実的で達成可能であること」が前提条件となっていますので、自分がどのように行動すれば「○○できる」のか、イメージしておくと、よい予習になります。

> 例 1. 対象に関心を持ち、相手の身になって考えることができる。
> 2. 対象の健康上の問題が、現在の生活行動に及ぼす影響を説明できる。
> 3. 自分が実施した看護援助を記録し、振り返ることができる。

I 実習前対策

▶「私」の目標を立ててみよう

　実習は自分自身を成長させる貴重な機会でもあります。自分のウィークポイント（弱いところ）やアドバンテージ（強いところ）を自覚して、次の実習に向けて具体的な「私」の目標を設定してみましょう。

　人と話すのが苦手というウィークポイントがあるのなら、患者さんとの話題を事前に考えてみます。また通学時間や自己学習時間が増える実習中は体力勝負ですから、身体の強さは大きなアドバンテージです。さらに気力・体力をたくわえておく、というのも具体的な目標となります。

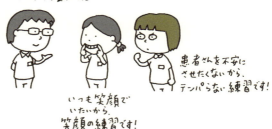

> **実習の主役は患者さんです**
>
> 　自分を育てることも重要ですが、実習そのものの目的・目標を達成できなくては本末転倒です。実習中に一番に考えてほしいのは、自分のことでなく患者さんのことです。自分磨きや自分探しは「ほどほど」にしましょう。

Step 2 自分の「免疫力」を知っておこう!

▶ **看護師が感染症を予防する理由**

　実習中にあなたが感染症を発症した場合、自分が実習を休めばいい、という解決策は万全ではありません。「潜伏期間」を知っていますか? 病原体が体内に侵入し(この時点を「感染」という)、発症に必要な数まで増殖する期間のことです。問題は、症状が出ていない潜伏期間中も病原体は体外に排出され、人に感染してしまうことです。

　例えば麻疹の潜伏期間はおよそ10～12日、ウイルス排出期間は発疹出現の4日前から出現後5日ほどとされています(表1)。つまり麻疹の初期症状である熱・咳・鼻汁が顕れる前から、あなたは周囲にウイルスを撒き散らしていることになります。

　受け持ち患者さんが抗がん剤治療中だったら? その同室者が90歳の高齢患者さんだったら? もし彼らが麻疹の抗体を持っていなかった場合、あなたが患者さんの健康を害する元凶になってしまう恐れがあるのです。

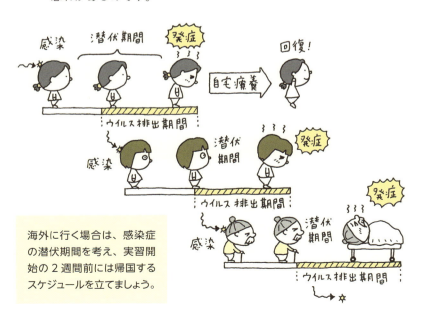

海外に行く場合は、感染症の潜伏期間を考え、実習開始の2週間前には帰国するスケジュールを立てましょう。

実習前対策

表1 代表的な感染症の潜伏期間とウイルス排出期間

感染症 (一般名・俗名)	発症率	潜伏期間	ウイルス排出期間
麻疹 (はしか)	90％以上	10〜12日	4日前〜発症後5日
風疹 (三日はしか)	70％	16〜18日	3日前〜発症後5日
水痘 (水ぼうそう)	90％	10〜21日	2日前〜発症後5日
流行性耳下腺炎 (ムンプス、おたふくかぜ)	70％	平均18日	7日前〜発症後9日
インフルエンザ	高い	1〜4日	発症後3日間

※潜伏期間はウイルスの種類・侵入した病原体の数・侵入の経路・被感染者の免疫状態により異なる

　また、患者A→自分→患者Bなど、自分を介して感染を広める「交差感染」も、医療者として犯してはなりません。感染予防行動が必要だと知っていて守らなかった場合に関して、今後ますます医療者の責任と自覚、倫理観が問われることになるでしょう。

▶予防医学の基礎知識

　感染を起こすと、身体はその病原体（抗原）に対して防衛反応を起こして抗体を作ります。そのため、血液中の抗体価を検査すると、かつてどの病原体に感染したことがあるかわかるのです。抗体価が一定の基準値より高ければ、その病原体に対して「免疫がある」ため、罹りにくくなるとされています。

　抗原をあらかじめ取り込んで感染から身体を守る、それが予防接種です。しかし、過去に予防接種を受けていても、時間経過により抗体価が低下している場合があります。病気や治療のために免疫力が低下している患者さんと接する医療者は、自分の抗体価を把握し、感染予防に努める必要があります。

▶ 自分の抗体価を把握する

　日本環境感染学会のガイドラインにより、医療従事者に対する、インフルエンザ、B型肝炎、麻疹、風疹、水痘、流行性耳下腺炎などのワクチン接種の目安がまとめられています。

　抗体が陰性・陽性で表記されている場合、十分な免疫はないが陰性ではない数値（表2の*）が陽性に含まれ、予防としては十分ではありません。自分の抗体価は数値で把握しておきましょう。

①麻疹、風疹、水痘、流行性耳下腺炎

　前述のガイドラインには、医療関係者（実習の学生を含む）が発症すると、本人の重症化の可能性のみならず、周りの患者や医療関係者への感染源となることから、「免疫を獲得した上で勤務・実習を開始することを原則とする」と記載されています。

表2　検査方法と免疫有・無の判断基準の目安

疾患名	検査法	十分な免疫なし（基準値以下）		十分な免疫あり（基準を満たす）
		陰性	陰性ではない*	
麻疹（はしか）	中和法	4倍未満	4倍	8倍以上
	EIA法（IgG）	2未満	16未満	16以上
風疹（三日はしか）	HI法	8倍未満	16倍	32倍以上
	EIA法（IgG）	2未満	8未満	8以上
水痘（水ぼうそう）	IAHA法	2倍未満	2倍	4倍以上
	EIA法（IgG）	2未満	4未満	4以上
流行性耳下腺炎（ムンプス、おたふくかぜ）	EIA法（IgG）	2未満	4未満	4以上

※実習施設によって基準は異なるが、「陰性ではない」より確実な「十分な免疫あり」レベルを目安とする

[**参考文献** 日本環境感染学会 ワクチンに関するガイドライン改訂委員会：医療関係者のためのワクチンガイドライン 第2版，日本環境感染学会，2014．]

② B 型肝炎

前述のガイドラインには、医療機関で、患者や患者の血液・体液に接する可能性のある場合、「B 型肝炎に対して感受性のあるすべての医療関係者に対して B 型肝炎ワクチン接種を実施しなければならない」と記載されています。

抗体を得るまでには 1 シリーズ 0・1・6 か月後の 3 回接種を行う必要があります。評価は 3 回目の接種から 1〜2 か月後に HBs 抗体検査を行い、EIA 法などで 10 mIU/mL 以上の場合は免疫獲得と考えます。抗体価上昇がみられない場合は、もう 1 シリーズ接種する必要があります。

③ インフルエンザ

ワクチン接種後に効果が現れるまで約 2 週間かかり、効果は約 5 か月間持続するとされています。日本では 11 月下旬から 3 月頃に流行することから、11 月上旬までには接種を完了して早めに抗体をつけておくとよいでしょう。

▶ **予防接種は計画的に！**

ワクチン接種は行えばすぐに抗体がつくというものではありません。ワクチンの種類によっては、接種から 1〜2 か月後に抗体価を調べて評価する必要があります。

表2 に示した数値はあくまで目安ですが、最近では基準値以上の抗体価（表2 の右端）を保つよう義務づけている病院も少なくありません。「実習ギリギリで抗体価を検査したら基準値以下だった！ どうしよう！ 実習に行けない…」とならないよう、実習に出る時期から逆算して計画的にワクチン接種をする必要があります（抗体価の検査とワクチン接種には費用がかかります）。抗体価が基準値以下だった感染症をチェックし、計画的なワクチン接種のモデルを作ってみましょう（表3、図1）。

なお、2020 年に異なるワクチンの接種間隔が見直され、生ワクチン／不活化ワクチン間の接種間隔は制限がなくなりました（同時接種に関しては医師の確認が必要です）。

表3 ワクチン接種の早見表

ワクチン	接種回数	評価法	注意点
麻疹、風疹、水痘 流行性耳下腺炎 生ワクチン	1回または2回	接種1か月後に採血にて評価	4種のワクチンを複数同時接種することは可能。1種ずつの場合、ウイルスの干渉を防止するため、27日以上の間隔をあけて次のワクチンを接種
B型肝炎 不活化ワクチン	3回1シリーズ （0・1・6か月後）	3回目接種から1～2か月後に採血にて評価	評価によっては、さらに1シリーズ接種
インフルエンザ 不活化ワクチン	毎年1回	効果出現まで2週間ほど	

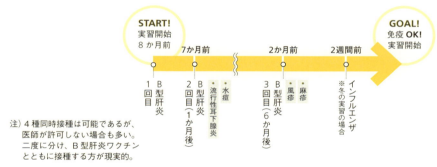

注）4種同時接種は可能であるが、医師が許可しない場合も多い。二度に分け、B型肝炎ワクチンとともに接種する方が現実的。

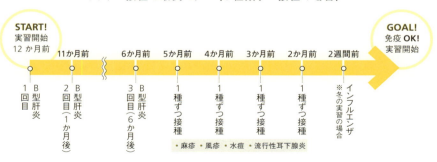

図1 ワクチン接種のモデル

I 実習前対策

Step 3 ▶ 実習に欠かせない7つ道具をそろえよう！

①清潔が基本、実習着と靴

　実習着や靴の汚れは相手に「だらしない人」という印象を与えます。アイロンをかけた実習着はカバンの中でシワシワにならないよう、きれいにたたみ別の袋に入れるなど工夫しましょう。

　また、日常でも食事の場や病者のお見舞いでは香りを控えるのがマナーです。悪臭ではなく、たとえハーブや花の良い香りであっても、強すぎれば害になります。ベッド上で食事や休息をとる患者さんに不快感を与えないように、香水やアロマ、柔軟剤などは香りの強さに配慮して使いましょう。

②肌を守る大事なアイテム、靴下

　実習着がワンピースのときはストッキング、パンツスーツのときはかがんだときに肌が見えない長さのソックスを着用しましょう。汚物や薬品の飛沫から一次的に肌を守ってくれます。

③身分を明らかにするネームプレート

　実習着を着ているからといって、油断は禁物です。受け持ち患者さん以外には、あなたが看護師なのか学生なのかわかりません。ネームプレートで自分の名前、所属を明らかにして、患者さんやご家族に安心していただきましょう。

④ヘア＆メイク道具

　ナースキャップを着けない学校も増えています。キャップを着けていない分、髪型がより目立ちます。ロングでもショートでも髪型の乱れは疲れた印象を与えます。髪はすっきりとまとめておきましょう。動いている間に乱れてくることも考えて、ゴムやピンは余分に持って行くとよいですね。

　また、実習中は時間がないためかノーメイクの学生も多いようです。素顔でもよいのですが、疲れがたまり顔色が悪い場合に備え、チークや色つきリップクリームなどの簡単なメイク道具も用意しておきましょう。

⑤ **メモ帳とペン**

　患者さんの個人情報を保護するために、メモ帳は紙が1枚ずつバラバラにならないものを準備しましょう。また、メモ帳ごと落としたりしないようにポケットに入る大きさのものを用意し、紐やカールコードなどで白衣につなげておくと安心です。

⑥ **使い慣れた教科書や参考書、直筆の授業ノート**

　日頃から教科書を活用し、あわせて自分が使いやすい参考書を持つことをお勧めします。

　また、疾患や援助技術など、授業ノートや教員が配付した関連資料をまとめて、自分だけの教科書を作っておくと役に立ちます。実習で学んだことを書き加えていけば、次の実習でも使えます。

⑦ **ファイリングした実習要項と実習記録**

　実習要項は実習目的・目標をはじめとして、実習に関する取り決めが記載されています。必要なときにすぐ確認できるように、実習中は記録物と一緒にファイリングして持ち歩きましょう。

　実習記録には、患者さんの情報が毎日どんどん書き込まれます。名前や年齢を匿名にしていても「バラバラになって1枚紛失しちゃった！」ということは絶対に許されません。クリアファイルなどではなく、穴あきファイルにしっかり綴じておきましょう。

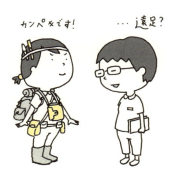

I 実習前対策

Step 4 大事なことを、もう一度チェック！

　実習に備えて心と身体の状態を整え、必要な持ち物を確認したら、実習の前にもう一度、大事なことをチェックしておきましょう。

□ 実習場への通学経路、所要時間を把握していますか？
□ 実習初日の集合時間、集合場所はわかっていますか？
□ トラブル発生時の連絡先、連絡方法を知っていますか？
 ・寝坊などにより遅刻しそうなとき
 ・通学中、気分が悪くなってしまったとき
 ・通学中、事故などのトラブルで実習場に行けないとき…など
□ 災害発生時の対処方法を知っていますか？
 ・通学中
 ・実習中

　「3.11」以降、学校には大規模災害時のマニュアルが整備されているはずです。「まさか」のときは実習中に起こるかもしれません。必ず事前に目を通しておきましょう。

実習中の身だしなみについて

　「学内での講義週間中に髪を茶色くして、マニキュアを塗ったら教員に呼び出された」「実習以外でもカラーコンタクトは使用禁止」など、ひと昔前の看護学生のおしゃれ事情は厳しいものでした。
　現在は、365日ずっと茶髪もネイルもエクステもカラコンも全部禁止！ ということは少なくなってきているようです。
　ルールに幅があるということは、それだけ自己管理能力が求められているのです。よく考えて、上手に楽しんで下さい。

2 受け持ち患者さん決定！

　臨地実習指導者と教員が吟味を重ね、大勢の入院患者さんの中からあなたが受け持つ患者さんが選出されました。
　「ちょっと気が進まないけど、学生さんのためになるなら」と引き受けて下さった方、はたまた「私でお役に立つのなら、ぜひ！」と言ったものの不安になってしまった方…、受け持ち患者さんの気持ちも様々です。実習で関係が深まったら、そのときの気持ちを話して下さるかもしれませんね。

受け持ち患者さん、どんな人なのかなぁ。
事前学習って、何をしたらいいんだろう？

患者さんとの出会いは、すでに始まっている！

　学校や実習により異なりますが、実習開始の3日前〜前日に受け持ち患者さんが決定する場合が多いようです。
　まだ見ぬ患者さんを少しでも理解するために、いくつか基本的な事前学習をしておきましょう。
　また、実習初日に受け持ち患者さんが決定する場合、実習病棟が決まっていれば、その科に該当する疾患などを復習しておきましょう（循環器科ならば、心筋梗塞、狭心症、心臓弁膜症など）。
　では混合内科や一般外科の場合はどうすればいいの？ 大丈夫！ できることはあります。どのような患者さんを担当してもよいように、よく行う技術の練習をしておきましょう。

よく行う技術 清拭、洗髪、陰部洗浄、足浴、爪切り、ひげ剃り、吸引、車いす移乗など

I 実習前対策

Step 1 まず「わからないこと」を探そう

患者氏名	年齢	性別	病名（診療科）	情報	その他
○山△子様	72	女性	**1** COPD・肺炎 **2** （呼吸器内科）	○月×日入院 治療；点滴、内服、吸入 **3** ADL；一部介助 **4**	（2010年より HOT 導入） **5**

1 病名（疾患名、疾病名）

①疾患の理解

　入院中の患者さんにとっては、病気も自分の一部です。患者さんの理解を進めるためにも、まず疾患を十分理解しておきましょう。

　その疾患が患者さんの生活にどのような影響を与えているのか、患者さんは病とどのように付き合えばよいのかなど、アセスメントするのに役立ちます。

②治療方法や検査

　詳細な知識は実習が始まってからで十分です。しかし、一般的な治療方法や検査に目を通しておくと、患者さんが受けている治療の理解がはかどります。

③予後

　その疾患を発症すると、どのような過程を経て回復もしくは慢性化するのかなど、疾患の全体像を流れとして捉えておくことは重要です。これから出会う受け持ち患者さんが、今どの段階にあるのか、この先どうなるのか、把握するのに役立つからです。

④看護援助

　観察の視点や日常生活を送る上での留意点など、その疾患を持つ患者さんの一般的な看護援助について調べておきましょう。

2 診療科って何?

診療の専門分野区分を診療科といい、名称は医療法により規定されています(標榜科名または標榜診療科名)(図2)。診療科の表し方は、患者さんが自分の症状に基づいて医療機関を選択できるよう、定期的に見直されています。

受け持ち患者さんが入院している診療科を知ることで、主な疾患と治療をイメージすることができます。

1 内科:主に手術以外の治療を行う

2 外科:主に手術による治療を行う

3 内科および外科の組み合わせ

4 単独の名称を持つもの(アレルギー科、リハビリ科など)との組み合わせ

組み合わせ	例	基本診療	診療科の例
人体の部位 器官 臓器 組織 機能	胸部・腹部 呼吸器・消化器 心臓・腎臓 神経・血液 内分泌・代謝	外科 ＋ 内科	胸部外科 呼吸器内科 腎臓外科 血液内科 内分泌外科
疾病 病態	感染症・腫瘍 糖尿病・アレルギー		腫瘍外科 アレルギー内科
患者の特性	女性・男性 小児・高齢者		女性内科 小児外科
医学的処置	人工透析 内視鏡		人工透析内科 内視鏡外科

※内科、外科に特化したものもある　例)心療内科、整形外科など

図2 診療科名の標榜方式(表し方)

3 吸入って、どんな治療だろう？

病名を調べると、治療法が見えてきます。しかし、それだけで満足しては、まだまだです。看護技術の本で、例えば「吸入の具体的な援助の方法と観察ポイント」などを下調べしておくと、実習で必ず役立ちます。

4 ADL、一部介助って何？

日常生活動作（Activities of Daily Living）、つまり普段の生活に必要な動作（食事、更衣、整容、排泄、入浴などの動作）すべてを指します。ADLには、ほぼ同義語として使われているBADL（Basic ADL；基本的日常生活動作）や、買い物・家事・お金や薬の管理などの自立した生活を営むために必要な活動を含むIADL（Instrumental ADL；手段的日常生活動作）があります。病名や治療方法の略語と同様に、看護の略語表現も少しずつ覚えていくとよいですね。ただし、患者さんとお話しするときは意味が通じるように略語表現を避けます。

一部介助とは、患者さんの活動の一部に力を貸して介助することです。全部介助すると「全介助」、動作を見守ったり誘導したりする場合は「見守り」、介助が不要なら「自立」などと表します。

また病院では、緊急時の患者さんの避難方法（移送方法）として、救護区分があります。1人で移動できる場合は「独歩」、車いすや歩行介助など、介助者1名が必要な場合は「護送」、担架やストレッチャーでの移送など、介助者が2名必要な場合は「担送」となります。

5 HOTは病気？ 治療？ それとも…？

医療の場では、口頭での報告や会話はもちろんカルテなどにも、病気や治療に関する多くの略語が使われます。一般的なものは医療者が使う略語辞典で日本語の正式名称を調べ、その後にその言葉の意味をじっくりと調べていきましょう。

ちなみにHOTは「Home Oxygen Therapy；在宅酸素療法」の略で、肺の病変などにより身体に酸素を十分に取り込むことができない患者さんが、自宅で持続的に酸素吸入をする治療法です。

Step 2 「知ってるつもり」も、復習しておこう

患者氏名	年齢	性別	病名（診療科）	情報	その他
○山△子様	**1** 72	**2** 女性	**3** COPD・肺炎 **4** （呼吸器内科）	○月×日入院 治療；**5** 点滴、 **6** 内服、吸入 ADL；一部介助	(2010年より HOT導入)

1 年齢からの患者理解

　人間は、生まれてから亡くなるまで成長・発達を続ける存在です。身体的なものとともに精神的・社会的にも、それぞれの年代にあった発達段階や発達課題があるとされます。
　フロイト、ピアジェ、エリクソンなどの発達理論を復習し、受け持ち患者さんがどの段階にいるのか捉えておきましょう。実習開始後に患者さんと関わる中で得た、成長・発達に関する個別的な情報の理解を助けてくれます。

2 性別からの患者理解

　性別役割分業という言葉を知っていますか？ 性別により、役割や労働に相違があることを指します。「男は仕事、女は家庭」、現在はこうした意識が薄れつつあるようです。しかし、こうした考え方が長い間、社会に根付いていたことは事実です。
　例えば、72歳の受け持ち患者さんではどうでしょうか？ 自分の役割について考えるとき、「女性として」という意識はどの程度強いでしょうか？ その理解を深めるために、性別役割分業やジェンダー、ワーク・ライフ・バランスなどの社会科学分野の理論について復習しておきましょう。

3 4 人体の構造と機能からの患者理解

多くの学生が苦手とする人体の構造と機能。しかし、この知識なくしては患者さんが今どういう状態なのか、その身に起こっている苦しさや痛み、困難などを正確に捉えることはできません。

また、人体はすべての仕組みがバランスを取りながら機能しています。受け持ち患者さんの疾患に関連する臓器はもちろん、人体の構造と機能全体の理解を深めていくことも大切です。しっかりと復習しましょう。

5 6 治療方法からの患者理解

点滴や内服など与薬の方法や薬物の作用機序を確認しておくと、受け持ち患者さんが受けている治療への理解が深まるだけでなく、患者さんへの説明や介助が必要なときに役立ちます。薬物療法を受ける患者の看護について復習し、診療の補助に関する援助の提供に生かしましょう。

今できることは、こんなにあります！

「こんなに少ない情報じゃ、事前学習なんてできない〜!」と、思っていませんでしたか？ いかがですか？ できることは、いろいろありますね。

実習が始まってからは、日々目の前に存在する患者さんにしっかり向き合いたいものです。そのために学内演習で学んだノートや資料、教科書にもう一度目を通して、万全の準備をしておきましょう。

3 自分の時間を管理する

　実習期間は長いようで短いものです。
　入院期間の短縮により、患者さんはあっという間に退院していきます。毎日が慣れない経験の連続である上、実習目標はきっちり達成しなければならず、「睡眠時間を削って戦うしかないのか」「はたして気力と体力を最後まで維持できるのか？」と心配になるのも無理はありません。
　実習を元気に乗り切るポイントは、「有限な時間をコントロールすること」。1日の臨地実習の流れと実習期間全体のスケジュールを把握してスケジュールを立て、「今日も眠れない～！」などという事態は避けましょう。

> 実習中って、ずっと患者さんのところで過ごすのかな？
> 記録や情報整理はいつするの？

時間を管理するなんて、無理？

　時間を管理することは、看護師の仕事に限らず社会人として必要な能力です。将来、看護師以外の仕事についても、家庭や子どもを持っても、「もっと時間が欲しい！」「時間が足りない！」状況は起こります。
　どんな人も1日が24時間であることは平等です。有限な時間を有効にやりくりできる人になったほうが、人生を楽しめそうですよね。はじめから完璧は難しいから、少しずつ練習して慣れていきましょう。

I 実習前対策

臨地で勉強するって、どんな1日になるの？

臨地実習が始まると、生活パターンは大きく変化します。施設や実習スケジュールによって実習開始時間や終了時間などは異なりますが、おおよその1日の流れをみておきましょう（表4）。

表4 臨地実習の1日の流れ

時間の目安	患者さんの1日	看護師の仕事	学生の1日
6:00-7:00	起床 検温	**検温、採血 モーニングケア**	朝食をしっかりとって、時間に余裕を持ち、実習場へ向かう 実習場に到着
8:00	朝食	**配下膳、食事介助 与薬（内服）**	実習着に着替える 病棟に向かい、まずは情報収集
8:30-9:00		**申し送り カンファレンス**	申し送りに参加する 報告 今日1日の行動計画を発表
10:00	検温 検査・治療など	**与薬（点滴） 検査介助 看護援助 記録**	環境整備やモーニングケア 看護援助の実施 ★自分でアセスメントし、プランを立て、実施・評価する
11:30-		※交代で昼食	報告 看護師に午前中の報告
12:00	昼食	**配下膳、食事介助 与薬（内服）**	昼食と休憩 ★患者さんの食事の援助に配慮して、自分でタイミングを決めることもある
14:00	検査・治療など	**与薬（点滴） 検査介助 看護援助**	看護援助の実施 ★自分でアセスメントし、プランを立て、実施・評価する 報告 1日の関わりを報告し、翌日の看護計画を相談する
16:00		**申し送り 記録**	カンファレンス ★毎日実施しない学校もあり。テーマは実習グループによって様々

時間の目安	患者さんの1日	看護師の仕事	学生の1日
18:00	夕食	配下膳・食事介助 与薬（内服）	自己学習（学校でも、自宅でも） ★今日足りなかった知識や技術、明日の実習で必要な知識や技術を学習。図書館で必要な本を借りたら早めに帰ろう。電車のトラブルなどで時間がかかることも想定しておく
↓	治療・面会など		帰宅 食事・入浴・余暇 ★友人や家族と話すときも、守秘義務をしっかり守って！
21:00	消灯	イブニングケア 与薬（内服）	自己学習・1日の振り返り ★寝る前に少しだけ自分の1日を振り返ると、同じ失敗が減る 就寝 ★実習中の夜ふかしは禁物！
0:00	睡眠中	病棟巡視・記録	睡眠中
3:00		病棟巡視・記録	

実習期間中の勉強＆遊びのバランスは？

　毎日8時間近く病棟にいて、学内や家に戻ってからも復習と予習が必須の生活です。勉強の時間を工夫して、上手に遊びの時間を手に入れましょう。

▶自己学習のコツ
①始める前に目標を立てる
　前日のうちに明日の行動計画を立てて、どのような知識や技術の予習が必要か見つけます。そして、すぐに必要なものから週末の勉強で間に合うものまで順位を付けます。優先順位の高いものから取り組んでいきましょう。
②ご褒美の時間をとる
　目標を達成したら自分を喜ばせることも、次のモチベーションアップにつながります。友達と話す、テレビをみる、プリンを食べる…ご褒美もいろいろありますね。

実習前対策

③友達と一緒に勉強することの善し悪し

　同じような疾患の患者さんを受け持っている友達と一緒に勉強すると、効率的な情報交換ができます。また、勉強が上手な友達と一緒に勉強するとコツがわかります。自己学習の能力はいずれ国家試験の勉強でも必要となってきます。ここでしっかりと身につけておきましょう！

　一方で「気が合うけど、すぐ遊んじゃう」友達との勉強は、おしゃべりに夢中になって手が進まず、成果が上がりません。お互いに「自分は友達の勉強を邪魔していないか？」とチェックしてみて下さい。50分勉強したら10分休憩などルールを決める、私語厳禁の図書館で勉強するなど工夫してみましょう。

チームプレイでハプニングを乗り越える！

　いくらスケジュールを把握し管理しようとしても、臨床では突然のハプニング勃発！ もめずらしくありません。

　まれなケースですが、2週間の実習中に受け持ち患者さんが3回変更になるということもあります。そんなときは普通に実習していたら間に合いません！ 教員と看護師、学生の3人で日々のスケジュールを立て直し、残された実習時間を有効に使って乗り越えましょう。

　実習メンバーである学生間の協力も大切です。時間が足りないと焦っているメンバーがいたら、アセスメントや援助プランをアドバイスしたり、足浴バケツを優先的に使わせてあげたり、できる範囲でサポートしていきましょう。

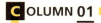

オペ室・ICUってどんなところ？

　オペ室とはOperation Roomの略語で、手術室のことを指します。手術（オペ）は、外科的、侵襲的な治療であり、オペ室には安全に手術を行うための人員と設備が配置されています。

　受け持ち患者さんが手術をすることになったら、とても貴重な機会となりますので、見学をさせてもらうとよいでしょう。オペ室には医師にメスなどの手術器具を渡す"直接介助"の看護師と、患者さんの様子を把握しながら手術全体を見渡し、手術がスムーズに進むよう調整を行う"間接介助"の看護師がいます。実習では主に間接介助の看護師の後について、手術を見学することになります。

　手術後に、患者さんがICU（Intensive Care Unit：集中治療室）に入室することもあります。ICUは、主に大きな手術の後や生命に関わる重篤な疾患を持つ患者さんが、高度な医療を集中的に受ける場所です。複数の点滴ラインや膀胱留置カテーテルはもちろんのこと、人工呼吸器、創部のドレナージ、時には体外循環装置などが患者さんの身体に取り付けられ、回復のための治療や生命維持が行われています。血圧、脈拍、呼吸などのバイタルサインはモニター管理されており、時々刻々と変化する病態を24時間見守っています。ICUの実習では、看護を見学したり、一部看護援助を行ったりします。

　オペ室、ICUのどちらも、ほかの医療者の動線を見極めて、できる限り邪魔にならないところで見学します。また、生命に直結する緊張感の高い場所であることに加えて、見学中は血液や臓器などを見て気分が悪くなってしまうかもしれません。体調が悪いときには速やかに看護師に伝え、その場を離れて少し休む、病棟に戻って教員に申し出るなど、自ら対処をしましょう。このときは必ず、「外の椅子で少し休みます」「一旦病棟に戻ります」など、自分の居場所をその場にいる看護師に伝えておきます。

II 指導者との関係

1 看護師への報告・連絡・相談(ホウ・レン・ソウ)を活用する

「看護師への報告が大変!」、すでに実習に行っている上級生からよく聞かれる声です。看護師が怖い、厳しい、声をかけづらい…。でも指導にあたる看護師も、学生によい実習をしてほしい、臨地でたくさんの体験をしてほしいと考えているのです。

臨地実習では患者さんとだけ人間関係を築けばよいのではありません。臨地実習指導者、看護師、医師、コメディカルともよい関係を築くことができれば、実習はぐっと楽しくなります。実習は、チーム医療を体験するチャンスなのです。そこで必要になってくるのが、ホウレンソウ（報告・連絡・相談）の姿勢です。

看護師さんに声をかけるタイミングがわからない。
やっと話せても「その根拠は？」の一言で頭は真っ白。
報告の時間が怖い…。

昔はみんな学生だった！

「1人の患者さんをじっくり受け持つのは、とっても贅沢なことだったなぁ」、看護師からよく聞かれる言葉です。臨地で懸命に働いていると、「学生時代はもっと患者さんのそばにいられた。今はちょっと、できていない気がする」と、自分の看護を振り返るようです。

指導者である看護師も、実習中の学生の姿に刺激を受けているのです。失敗を恐れず対話を重ね、指導者の看護観を聞かせてもらえたら、教科書にはない大切なことを学べるかもしれません。

▌伝わる報告をしよう

　報告は、「正しい情報を」「限られた時間の中で」「焦点を絞って」伝えることが求められます。何のための報告なのか目的を理解し、ちょっとしたコツを身につければ伝わりやすくなります。

▶報告の構造をつかもう

①時間確保

　　相手に報告を受ける時間があるのか、なければ何時がよいかを確認します。

　　例「午前中の報告をしたいのでお時間いただけますか？ 今でよろしいですか？」

②前振り

　　これから報告することの大まかな内容を伝えます。

　　例「午前中は、環境整備とコミュニケーションをとりながら足浴をしました。そのことについて報告します」

③本題

　　実施したことを正しく簡潔に伝えます（**表1**）。聞き手の看護師が多忙さを全身で表していることもよくありますが、焦らずに、必要なことは責任を持って伝えなくてはいけません。

④質疑応答

　　実践してみて難しいことや不明な点があった場合は、看護師に質問しましょう。ただし、本で調べればわかることは自分で学習し、それでもわからなかったら聞きましょう。

　　あなたが質問されることもあります。焦らずに、質問の意味が理解できないときはもう一度確認して、誠意を持って答えましょう。わからないときは「わかりません」で終わらせず、明日までに調べておくことを伝えます。次につなげる姿勢を見せることで、看護師もそのつもりで継続的に関わってくれます。

⑤相談

　　受け持ち患者さんの理解や看護の方向性など、迷っているこ

II 指導者との関係

とを看護師に相談しましょう。このときも一方的に意見をもらうだけではなく、「自分はこのように考えている」という視点を持って臨みましょう。患者さんのことを真剣に考えていることが看護師に伝われば、情報収集が不十分でも、アセスメントが未熟でも、きっとヒントをくれるはずです。

相談は、お互いに心の余裕と時間が必要です。その日の最後の報告時など、座って話せる時間帯に持ちかけましょう。

表1 報告のポイント

内容	報告内容の例
1.結論から話す ・援助は実施できたのか？ うまくいったのか？ など ・バイタルサインなどは、まず数値やS/Oデータを伝える。	Aさんの10時のバイタルは、熱36.4℃と平熱で、脈拍は72回/分、血圧も124/76 mmHgと安定していたため、足浴を実施しました。**結論**
2.方法の説明 ・5W1Hで実施状況を説明 what　なに why　なぜ who　誰が(誰と) when　いつ where　どこで how　どのように	Aさんの足浴の目的は、清潔にすることとリラックスしてコミュニケーションを図ることでした。**what・why** 私が主に援助しましたが、教員にサポートしてもらい、10:30〜11:00の約30分間、ベッド上仰臥位でベースンを用いて行いました。**who・when・where・how**
3.実施の効果とその理由の説明 ・援助で得た効果(あまりない場合も、ネガティブな効果の場合もある) ・数値が変動した場合の根拠、患者の行動や言動の理由など、アセスメント内容を話す。	Aさんの足からは多くの垢が見られ、実施後は臭気もなくなり、「さっぱりした。きれいになって嬉しい」という言葉と笑顔が見られました。また、10分ほど足を温めているときに、「早く家に帰りたい。でも病気はしっかり治したい」と話していました。**効果** 湯につけて角質が軟らかくなって、汚れが落ちやすくなり、足部は清潔になりました。心地よさによって少しリラックスして、病気についてお話ができたようです。**理由**
4.評価と今後の展開 ・目的は果たせたのか、評価する。 ・果たせなかった場合は、その理由も含めて話す。 ・予測されること(良いことも悪いことも)や、今後のプランがあれば伝える。	終了後の血圧も安定していたので、安全・安楽にAさんの足浴を実施し、効果を得ることができました。**評価** 一度の足浴では角質を落としきれなかったので、続けて援助を実施したいと思います。**プラン** また、湯につかったことで少し疲れた様子でしたので、Aさんの体力に合わせた足浴を考えていく必要があると思いました。**予測**

▶ **伝わる報告のコツ**

①話し方を見直そう

- 語尾を濁さない
  <u>良くない例</u>「調べたのですが…」「そう思ったのですが…」
- 語尾を伸ばさない
  <u>良くない例</u>「そうですけどぉ」「でもぉ」
- 曖昧な表現を避ける
  <u>良くない例</u>「たぶん」「～な気がする」「あまり～」「いっぱい」など
- わかりやすい言葉を使う
  流行語や若者の言葉など、特殊な文化圏でのみ使われる表現は避けましょう。

②事実と自分の推測・考えなどの区別をする

　例えば、「Aさんが昼食後の薬を飲んでいない」という事実と、「昼日と同じように、うっかり忘れてしまったのだろう」という推測は分けて伝える必要があります。

③伝え方の切り口は"患者中心"にしよう

　✗ <u>自分中心の例</u>（私が）清潔のアセスメントをして、（私が）足浴のプランを立てたので実施したい。

　○ <u>患者中心の例</u>（患者さんは）行動制限により清潔が阻害されているというアセスメント結果より、（患者さんは）足浴の援助が必要であるため実施したい。

　自分中心になってしまう人は、そもそも考え方の切り口（着眼・発想）が間違っています。何のために実習に来ているのか、看護は誰のためにあるのか、もう一度考えてみましょう。

④考えを頭の中でまとめておく

　報告で言葉にしなくてもよいので、自分はどう考え、何をしたいのかという視点は常に持って、考えをまとめておきましょう。

　例えば、受け持ち患者さんが手術や検査を受ける場合は「見学したいなぁ」と思いますよね。それを「～したい」で留めず、なぜそれをしたいのか？考えを整理して、頭の片隅に保存しておきます。いざ「見学しますか？」と尋ねられたとき、「はい！ 術前・術

II 指導者との関係

中・術後と連続して関わることで、周手術期の患者さんの理解が深まると思います。お願いします」などと伝えられますよ。

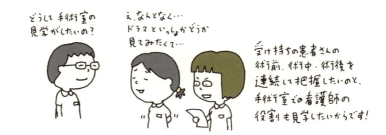

⑤1つひとつの行動ではなく、全体を俯瞰する視野を持つ

今日行った1つひとつの行動を一連の援助として捉え、明日の援助につなげます（図1）。

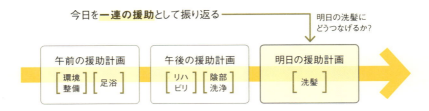

図1 全体を俯瞰して、次につなげる

⑥「看護師さん」ではなく名前で呼ぶ

その日の受け持ち看護師の名前を覚えておき、報告や相談のときに「○○さん」と呼びかけることも大切です。看護師から「学生さん」ではなく「○○さん」と呼ばれたら、自分が自分として認められている感じがしませんか。名前を呼ばれることは、相手にとって自分が重要であり、1つの人格として認められていることの表れです。人間関係はまず互いを認め合うことから始まります。「看護師さん」ではなく、名前で呼びましょう。

定時報告の腕を上げよう！

看護師への報告は、最低でも実習開始時と終了時の1日2回あります。「何のために報告しているのか？」という報告の「目的」を理解して、看護師とコミュニケーションをとっていきましょう。

▶ 朝の報告：1日の行動計画の発表

指導者もしくは看護師へ1日の行動計画を発表します。自分は今日の学習をどのように進めていこうと考えているのか、実習計画を看護師に伝えましょう。

受け持ち患者の決定後は、毎朝少し早めに病棟へ行き、患者情報を更新します。短時間に効率よく情報収集するためのポイントを確認しておきましょう。

- ☐ 昨夕の患者さんへの面会者の情報や、家族への説明内容などが記録されていないか。
- ☐ 昨晩の入眠状況はどうか。
- ☐ 今日の朝までに、患者さんに変化はないか。
- ☐ バイタルサインの変化はどうか。[1つの数値だけに着目せず、夕方→夜間→朝→その翌日と、流れで把握すると理解しやすい]
- ☐ 看護記録に記載されたSデータやOデータを参照し、患者さんの気持ちに変化などがないか。
- ☐ 今朝までの排泄状況と、前日の夕食と今朝の朝食の摂取量はどうか。
- ☐ 夜間に緊急の血液検査などを実施している場合、なぜ緊急に検査を実施したのか。[理由も含めて情報に加える]
- ☐ 今日の検査や治療などの予定が変更になっていないか。またその理由は何か。

Ⅱ 指導者との関係

　患者さんの心身の状態は時々刻々と変化します。前日に計画した援助を提供できないこともよくあります。最新情報に基づいて目標や援助計画を再検討し、今日の患者さんのコンディションに合った看護を提供できるように努めましょう。

▶昼の報告：午前中の実習内容について

　1日を通して患者さんを継続して看護するため、昼休み前に、午前中の患者さんとの関わりをまとめた短い報告が求められます。実習方法によっては、昼の報告を設けていない場合もありますが、昼の報告ならではの難しい特徴があります。

①報告する相手（看護師）が見つからない！

　今朝の行動計画発表で約束したはずなのに、報告する看護師が見つからない。昼頃によくある光景です。

　中断なく看護を提供するために、看護師は昼の休憩を2つの時間帯に分けて交代で取ります。どちらの時間帯でどの看護師が休むのかが、朝から決まっていることはほとんどなく、11:00頃、その日のリーダーが病棟の動きに合わせて決定します。常に変化する臨地の場を、看護師の動きで調整して変動を最小限にするための工夫です。

　この時間帯にスムーズに報告するには、朝の報告時に「昼の報告は11:30を予定しています。昼食時間に当たるときは教えて下さい」と前もって伝えておくことです。これでまず安心です。それでも看護師がうっかり忘れて休憩に入ってしまったら、教員に相談して昼食後に予定を変更しましょう。

②午前の援助を踏まえた報告・相談をする

　午前中に得た情報や考えたことの中で、午後の援助に関わる内容などを報告・相談します。

> 例 「午前中のバイタルサインは熱36.3℃、脈拍70回/分、血圧126/72 mmHg、気分不快などの訴えもありませんでした」 報告
> 「明日実施を予定していた洗髪の援助について、患者さんに『面会者が来るので、今日の午後洗ってほしい』と言われまし

た。調整は可能でしょうか？」 報告 相談
「午後はコミュニケーションを図りながら、予定していた足浴を実施したいと考えています。ただし患者さんが倦怠感を訴えているので、体位を座位から臥位に変更します」 報告 相談

③昼まで待てない報告もある
- 9:30 に患者さんが寒気を訴えていて、熱が 37.2℃あった。
- 10:30 頃「頭が痛い」と患者さんが言うので、血圧を測定したら 158/86 mmHg で平常値より上昇していた。
- 「今日の入浴後に交換する湿布が、なくなってしまった」と言われた。

このような場合は、昼まで待たずに、そのつど看護師に報告をしておきましょう。

▶ **本日の終了時の報告：1日のまとめと「これから」**

朝の行動計画の発表から終了までの報告を通して、自分が実施した今日1日の看護を振り返ります。また、実習開始日から今日までの看護を見直す、大切な相談の時間でもあります。円滑に進めることばかり考えず、第一線で働く看護師とコミュニケーションをとる最大のチャンスの場と捉えて臨みましょう。

①目的は自分が実施した看護の振り返り

臨地では1日にたくさんの貴重な体験をしますが、そのままでは記憶に残らず、さらさらと忘れていってしまいます。今日の上に明日が積み重なるように、自分のたどった道筋を1つずつ振り返ってみましょう。

振り返りとは何でしょうか。「足浴が難しかった」や「清拭はよくできた」というのは「感想」であって「振り返り」ではありません。なぜなら、自分が行ったことの善し悪しを評価していないからです。

II 指導者との関係

☆ 初歩的な振り返りの例 ☆

患者さんの足浴が難しかったの。

そっかー。「どう」難しかったの?

傷をお湯につけていいかどうかがわからなかったの。

うんうん。「どうするべきだった」と思う?そして「なぜそれができなかった」のかな?さらに「どうすればよくなっていく」と思う?

清拭を患者さんにほめられた!

よかったじゃない!「どこが」よかったんだと思う?「もっと工夫できるところ」はあるかしら?

②まずは全体を振り返ろう!

　朝の計画発表からこれまで、今日1日で自分が実施した援助とその振り返りを丁寧に伝えましょう。

　ここでは客観的な観察データに基づくアセスメントなどの報告が主になります。「〜と思った」「たぶん〜」などの曖昧な表現を多用せず、患者さんの言葉（Sデータ）や観察結果（Oデータ）をもとに、「〜と考えられます」とアセスメントまで説明しましょう。

　あわてないよう、慣れないうちは「報告の構造」→p.31 を参照にして、ポイントのメモを作っておくとスムーズです。

　また、計画していたことが中止になった場合は、その理由を明確

にして報告しましょう。自分の下調べが不十分で中止になった場合も現実から目をそらさず、「なぜ不十分だったのか」を明らかにして今後の対策も添えて報告します。

③看護チームの一員としての報告を

　学生は長い時間を１人の患者さんと共に過ごします。患者さんが話す内容に、看護師も知らない一面が現れることも少なくありません。その日の援助と直接関係がないことでも、「この情報は記録で見たことがないな」と感じたら報告してみましょう。看護師と情報を共有することは、患者の看護をよりよくする一助になります。

　また、実習の中盤から後期になると、清潔・食事・排泄・コミュニケーションなど様々な側面からのアセスメントをとりまとめ、「この患者さんに必要な看護とは何だろう？」と看護の方向性を見いだす必要が出てきます。いつまでも「患者の清潔が保たれる」という援助目標だけでは、看護のレベルアップは望めません。病気の進行や症状、患者を取り巻く環境などによっては看護師でも看護の方向性に悩むことが多いものです。遠慮せずに現役の看護師の意見を聞いてみましょう。

看護師とディスカッションできるようになろう！

　看護の方向性に迷ったら、看護のプロフェッショナルに意見を求めることも問題解決方法の1つです。しかし、自分は何も考えずに相手のアイデアを教えてもらおうとするのは言語道断。看護師や教員には、あなたが考えた時間が10分か、それとも1時間なのか、すぐにわかります。

　学生であっても受け持ち患者さんを看護する者として責任を持ち、収集したデータをもとにじっくり考えましょう。そうして臨めば、看護師と有意義なディスカッションができるようになるはずです。

III 看護援助技術

1 コミュニケーション

コミュニケーションも、看護援助技術ですか？

　コミュニケーションは看護援助技術でしょうか？ 答えは YES です。なぜなら看護師が行う援助は、ただ一方的に清拭を行ったり、体温を測ったりするものではなく、患者さんの状態や言動に応じてケアの方法を変えたり、必要なケアを重ねていく相互作用の上に成り立つものだからです。看護師は言語的または非言語的なコミュニケーションを駆使し、相手に必要な援助を見いだし提供する援助的な人間関係を築いていきます。

　また、看護師のコミュニケーションの対象は患者とその家族だけでなく、看護師、医師、理学療法士、栄養士、薬剤師、医療事務などメディカルスタッフ全般と多岐にわたります。チーム医療の実践において看護師は他職種を「つなぐ」役割を担うことが多く、そのために人間関係を構築する高いコミュニケーション能力が必要となります。そう捉えると、学生のときからコミュニケーション能力を高めておくことが重要です。

▶対人距離 interpersonal distance を考える

　コミュニケーションの大切な要素に、相手との距離のとり方があります。身体の接近という物理的な距離だけではなく、心の距離を意識したことはありますか？

「他者とどのくらい心をひらいて関わるか」は、立場や状況、関係性などによりますが、個人特性も大きく影響します。「相手の心をひらくためには、まず自分から！」というのはよい心がけですが、自分の考えや感情、個人的な経験や情報を話すことが心をひらくこととは限りません。自分を開示するにはタイミングやテンポ、内容の重さなどがお互いにとって適当でないと、結局は一方通行になってしまいます。

初対面の患者さんに、いきなり自分の家族のことを詳しく話し出したら、相手はどのように感じるでしょうか？ もし患者さんが、ごく親しい関係の人にしか家族の話をしたくない方だったら？ 突然、近くに踏み込まれたような、不快な気持ちになるかもしれません。

患者さんとの距離を焦って縮めようと自分をさらけ出すことで、かえって気持ちがすれ違うこともあります。まずは相手の言葉や気持ちを素直に受け取り、相手の関心が自分に向いて来るのを感じたら、可能な範囲で経験や気持ちなどを伝えて下さい。

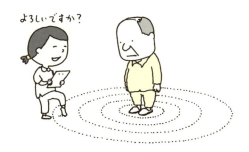

▶ 同情と共感は違うもの

「同情」と「共感」の違いは、立場が逆転していることです。「同情」が自分の立場から相手の気持ちや感情を推し量り感情移入することであるのに対し、「共感」は聴き手が相手の立場から話を聴き、それを手がかりに内容を整理し、相手の気持ちや感情を理解しようと努めることです。

実は、共感するって、そう簡単ではないのです。

Ⅲ 看護援助技術

【共感的理解のルール】

①自分と患者は、違う経験や価値観を持つ別の人間であることを忘れない。

②自分のこれまでの経験や感情、先入観で患者を理解したつもりにならない。

③自分の理解が患者の感じているものとずれていないか、確認する。

> 例「家族が一度も面会に来ない…患者さんは寂しい思いをしている、かわいそうだ。援助が必要だ」

> ☞家族関係はこれまでの人生経験や、それにより培われた価値観が大きく反映するため、一概に"寂しい"といえるかどうかわかりません。すると"かわいそう"という感情は患者さんへの共感といえるのでしょうか? 思い込みかも知れませんね。

> 例「『抗がん剤治療は2度目だから大丈夫よ』と患者さんが言っていた。スケジュールも副作用も知っているし、今回は気分も楽なのだろう」

> ☞何について「大丈夫よ」と言っているのか、わかりませんね。患者さんは自分自身を安心させたり励ましたりする意味で"大丈夫"と言っているだけかもしれません。自分とは違う考えを持っていることを前提に、確認しましょう。

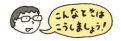

挨拶の後、何を話そう…話題が見つからない!

> ☞誰にでも問題なく切り出すことのできる話題、それはお天気の話です。

> 例「今日は午後から雨が降るそうなので、傘を持ってきました」
> 「今朝はとても寒くて、吐く息が真っ白でした」

病状を把握できるようになった場合は、「今朝のめまいの状態はいかがですか? この2日間は調子がよいようですが…」「昨日の検査は時間がかかって、つらかったですね。どこかお加減が悪くなりませんでしたか?」などと、過去とのつながりがある話題でその日

のコミュニケーションを始めると、関係が連続していることをお互いに確認できますね。

患者さんに看護過程の情報項目に沿って質問していたら、「事情聴取みたいね」と笑われてしまった！ 気分を害されたのかな？

🐝笑っていたのなら、患者さんは素直な感想を述べたのかもしれません。でも患者-看護師のコミュニケーションとして"事情聴取"とは、残念なコメントですね。

関係づくりの一歩として、事情聴取のようなやり取りが楽でよいと感じる患者さんもいます。しかし、実習最終日までQ&A方式というわけにはいきません。看護師は聴きたい情報を頭にインプットしておき、会話中に関連した話題が出たときに自然な流れで質問して情報を集めます。一朝一夕には真似できない高度な技術ですが、意識的に繰り返しているうちに必ず身につきます。練習あるのみ！

雑談で盛り上がるのはNG？

趣味、出身地、好きな食べ物、昨日みたテレビ番組などの話題で盛り上がると、「話は弾んだけど、雑談ばかりでした…」と学生ががっかりしていることがあります。雑談で盛り上がることに、看護の意義はないのでしょうか？

胃がん末期のAさんを受け持っていた学生が、「絶食中なのにグルメ番組の話で盛り上がってしまった」と反省していました。でもその翌日、実はAさんは食べ歩きが趣味で「おいしい物のことを考えるだけで、僕は幸せな気分になれるんだよ」と笑ったそうです。

人はそれぞれ独自の経験を重ねて日常生活を送っています。それにより培われた"その人独自のものの捉え方"に触れると、患者さんの理解が深まります。雑談は固有の経験の宝庫です。何となくの会話が対話になっていることも多々あります。「この会話は情報になるかな？」などと考えず、まずは目の前の人と話に集中しましょう。人を理解するのに無駄な会話などないのです。

III 看護援助技術

2 感染予防

手指衛生にマスク着用…
授業でしっかり習いました！
感染予防なんて簡単だよね！

　感染症とは、ウイルスや細菌などの病原性の微生物が体内に侵入することで引き起こされる疾患をいいます。身近な例ではMRSA（メチシリン耐性黄色ブドウ球菌）やインフルエンザ、ノロウイルスなどがあります。

　臨地実習に必要とされる主な感染予防対策には、予防接種→**p.12**と、医療関連感染（院内感染を含む）対策があります。

　自然科学や医学が進歩しても、病院内で起こる感染症の問題がなくなることはありません。なぜなら、微生物は肉眼で確認できず、この"見えない敵"をコントロールすることは難しいからです。

　さらに、予防行動自体は単純であっても、多忙かつ煩雑な業務の中で全員が確実に実施し、"見えない敵"の進入経路を遮断することが難しいことも、感染症がなくならない理由の1つです。

　感染症を起こさないためには、1人ひとりが想像力や倫理観を働かせ、基本ルールを遵守する必要があります。「私1人ぐらい大丈夫」という甘えた気持ちが、感染症を引き起こす機会を作り出すのです。

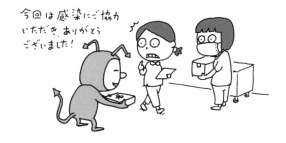

▶ 手指衛生は感染予防の基本

　病院には、免疫機能が低下し、易感染傾向（感染症にかかりやすい）患者さんが数多く入院しています。
　感染症の有無にかかわらず、血液、粘膜、損傷した皮膚、汗以外のすべての体液を感染源として扱う予防策をスタンダードプリコーション（標準予防策）といいます。
　その基本となるのが手指衛生です。目に見える汚れがついている場合は消毒薬含有の抗菌性石けんと流水による手洗い、目に見えない汚れには、速乾性手指消毒薬による手指消毒を行います。
　手袋の着用は手指衛生の代わりにはなりません。手袋を着ける前と外した後の手指衛生を忘れずに！
　実習時は、以下のタイミングで手指衛生を実施しましょう。

①病棟・病室への入退出時
　病棟・病室に入るとき、病棟・病室から出るとき

②ケアや処置のとき
　WHO推奨の5つのタイミングで手指消毒を実施「1.患者に触れる前、2.清潔/無菌操作の前、3.体液に曝露された可能性のある場合、4.患者に触れた後、5.患者周辺の物品に触れた後」
　例 ガーゼ交換時：ベッド柵を下げる→手（手指消毒）1→寝衣をまくり、汚染ガーゼを取り除く→手2、3→清潔なガーゼを当て、寝衣を戻す→手4→ベッド柵を戻す→手5

③帰校時または帰宅時
　実習が終了し、学校または自宅に帰ってすぐ
　病原性微生物を病院内に持ち込まない・持ち出さない、病院内で伝播させないという感染経路の遮断を徹底しましょう。

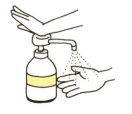
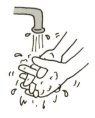

III 看護援助技術

自分を守る、個人防護具

手指衛生と同様に、自分自身を感染から守るために使用するのが個人防護具(PPE:Personal Protective Equipment)です。PPEには、手袋、マスク、エプロン、ガウン、ゴーグルなどがあります。

- 装脱着の順番は「身に着けるときは手袋が最後、脱ぐときは手袋が最初」が基本!
- 汚染範囲が広くなる場合、エプロンではなくガウンを着用する。
- 手袋、エプロン、ガウンは汚染された表面が内側になるように、裏返して廃棄する。
- PPEを装着した場合でも、実施後は必ず手指衛生を行う。
- マスクは両耳のゴムひもを持って外し、そのまま廃棄する。

どの援助技術にどのPPEが必要かを、きちんと確認しておきましょう(表1)。何も考えず、ただ看護師の真似をして装備するのでは困ります。防護が足りなければ患者さんも看護する側も感染の危険にさらされます。逆に過剰では無駄なコストがかかります。

表1 個人防護具(PPE)とその目的

PPE	目的
手袋	・医療者の手指から患者への伝播を防ぐ ・汚染源から医療者・患者・物品を守る
マスク	・医療者の鼻腔・口腔粘膜から患者への伝播を防ぐ ・呼吸器感染の拡大を防止する(咳エチケットなど) ・汚染源や粉塵から医療者や患者の鼻腔・口腔粘膜を守る
エプロン ガウン	・医療者の身体に付着した血液や体液、排泄物などによる汚染から患者を守る ・血液や体液、排泄物などによる汚染から医療者を守る ・手術などの無菌的な処置を実施する場合、医療者に付着しているほこりや病原体から患者や物品を守る
ゴーグル フェイスシールド	・汚染から医療者の眼粘膜(シールドは眼・鼻・口腔粘膜)を守る ・手術などの無菌的な処置を実施する場合、医療者から飛散する病原体から患者や物品を守る

3 食事の援助

食事の援助って？
患者さんの口に食べ物を運ぶ
お手伝いをすればいいの？

　口から食事をとるにせよ、経管栄養としてとり込むにせよ、毎日必要な栄養を摂取することは、生命を維持していく上でとても重要です。
　手を洗う、姿勢を整える、食器を正しい位置に並べるなど、「食事をいただく前の援助」も、身体と心の準備を整えるために欠かせないものです。

▶おいしく食べるための儀式

①手を洗う

　手についた雑菌を落とすために、石けんと流水を使って手を洗ってもらいます。寝たきりの方も、おしぼりで手の汚れを拭き取って済ませるよりも、洗面台の前まで車いすで移動する、あるいは洗面器に湯や水を汲んで手を洗っていただきましょう。拭くだけよりもさっぱりし、気分転換にもなります。また、ベッドから車いすに座ること自体が、活動量の増加にもつながります。
　手を洗った後は、指の間まで水気をよく拭き取ることも忘れずに。

②口をすすぐ（含嗽）

　食べた後に口をすすぐのは当たり前ですが、食べる前に口をすすぐことも大切です。空腹時、食べ物を見ると唾液が出て、身体が食べ物を迎える準備をします。しかし高齢者や、疾患によっては十分な唾液が出ずに、口腔内が乾燥した状態のままの方もいます。口腔内を湿らせて、舌や粘膜で味わうための準備が必要なのです。

III 看護援助技術

また、痰が喉の奥にたまっていることがあります。痰がらみをそのままにしておくと、食塊が痰にからみつき誤嚥の引き金になることもあります。誤嚥予防には、食前の含嗽も有効なのです。

食事の前に確認すること

①食事の援助方法

患者さんの自立度に応じて、事前に援助方法を検討しましょう（表2）。

②与薬（食前薬と血糖チェック）

食事によって糖分を摂取すると血糖値が上がります。高血糖の患者さんは血糖値の急上昇を防止するために、血糖値を下げる薬（グルコバイ®、ベイスン®など）を食事の前に飲むことがあります。また、食前薬の与薬が難しい場合などに血糖測定を行うことがあります。血糖値によっては、食前にインスリンの皮下注射が必要になります。

食事の前に与薬しなければならない薬はないか、血糖測定の指示が出ていないか、必ず確認しましょう。

表2 自立度に応じた食事の援助方法の検討

自立	介助	認知機能への援助
・患者さんは、これまでどのように食事していたか？ ・食事の場所はどこがよいか？ ・移動手段は自立歩行？それとも車いす？ ・移動時の安全確保はできているか？ ・必要物品はそろっている？ ・患者さんの満足度は？	・どこで、どのように食事するか？ベッドサイド、床上で行うか、食堂へ移動するか？ ・誰が介助するか？ ・咀嚼・嚥下の機能は？ ・食事動作はどこまでできる？ ・食事に適した姿勢は？ ・必要物品は？ （自助具、エプロン、タオル、体位調整用枕など） ・患者さんの満足度は？	・どこまでが自力で行え、どこに援助が必要か？ ・行為の意味や必要性は伝わっているか？ ・安全は確保されているか？ ・異食（食べられないものを口に入れたり、食べたりする）はないか？ ・患者さんの満足度は？ （満足や喜びを表す表情や言動を観察する）

③体位（姿勢と首の角度）

食事のときの姿勢と頭頸部の角度は、誤嚥予防において大変重要です。

口からとり込まれた食物は、喉から食道を通って胃におさまります。この上から下への動きには、重力が作用しています。食道も食べ物を下に送る蠕動運動を行っていますが、食べ物自体の重みも、胃袋への輸送に一役買っているのです。

この重力を利用して自然な嚥下を促すためには、頭頂から胃袋までが一直線になるように姿勢を整え、口を胃袋よりも高い位置にします。また、嚥下の際に喉頭蓋で気道に蓋をするためには、頸部がやや前屈している必要があります。

誤嚥予防には頭部挙上30度以上が必要といわれています。体幹をまっすぐにし、頭部をしっかりと挙上することが大切です。

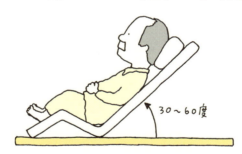

▶ 間違って配膳しないために

食事の内容は、患者さん1人ひとりに合わせてオーダーされています。糖尿病食や腎臓病食など特定の疾患に合わせた「治療食」と呼ばれるものもあり、間違いは禁物です。

調理室から各病棟に運ばれてくる1人分ずつのお膳には、「食札（しょくさつ）」という札がのっています。そこには患者さんの名前や部屋番号、食事の種類（糖尿病食、腎臓病食など）や内容、カロリーが書かれています。「そば禁止」などアレルギーの情報や、「ジャム不要」など嗜好（しこう）の情報を記載していることもあります。

III 看護援助技術

患者さんに手渡すまで、食札はお膳の上に置いておきましょう。札に書かれた名前を確認し、患者さんにフルネームで名乗ってもらう、あるいはネームバンドで確認するなどして、ほかの患者さんの食事を渡さないように気をつけましょう。

食器配置の決まりごと

お膳の上の、箸と茶碗と汁椀の位置には決まり事があります。

右利きの場合は箸をすぐ持てるように、箸を持つ部分が右側になるよう置きます。

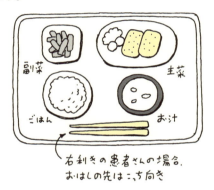

右利きの患者さんの場合、おはしの先はこっち向き

経鼻経管栄養法の注意

経鼻経管栄養法とは、鼻からチューブを挿入して、その先端を胃に留置し、栄養剤を胃まで送り届ける方法です。

特に注意しなければならないことが3つあります。

①**胃内にしっかりとチューブが留置されているか**

これは一番重要です。抜けかかっていたり、気管に入っていたりすると誤嚥性肺炎を起こしかねません。

チューブの先端が胃内に留置されているかどうかを確認する方法は、2つあります。1つはカテーテルチップで胃の内容物を吸引する方法で、胃液などが吸引できれば大丈夫です。あるいは、カテー

テルチップで胃内に空気を入れる方法もあります。胃の直上に聴診器を当て、ゴボゴボと音がすればチューブは胃内に入っています。

また、留置されているチューブの長さをカルテで確認し、実際に何cmで固定されているかをダブルチェックすることも必要です。

②頭部は挙上されているか

栄養剤が胃に入らず、逆流してしまうと気管に入る恐れがあります。頭部を30度以上挙上しましょう。基本的には口からものを食べるときと同じ姿勢をとります。

③落下速度は適切か

栄養剤の急速注入は、消化吸収機能が追いつかず下痢を招くこともあります。指示された速度で注入されているかを確認することが大切です。

また、経管栄養法も立派な"食事"です。食前の準備や食事中の環境にも十分配慮しましょう。

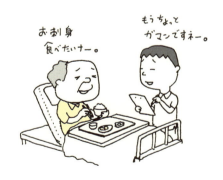

III 看護援助技術

4 清潔の援助

シャワー浴にするか、入浴しても大丈夫か、その判断が難しい！

　毎日入浴していた人でも、体調がすぐれなかったり、思うように身体が動かなかったりすると、身体をきれいにすることさえ億劫になります。入浴などで身体を清潔に保つことは、食事や排泄とは違い、後回しになりやすい日常生活行動です。

　入浴には、湯につかることで血行を改善し、自律神経の働きを整える効果がありますが、一方でエネルギーを消耗し、心肺機能など身体に大きな負荷をかけます。

　身体を清潔にすることによって気分が爽快になり、闘病意欲がわいてくることもあります。入浴が負担ならシャワー浴にする、それも負担ならば足浴と清拭にするなど、清潔方法を工夫して、入院前と同じような清潔度が保たれるよう援助を考えていきましょう。

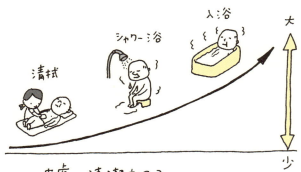

清潔方法の決め方

　清拭、シャワー浴、入浴、どの方法が今の患者さんの状態に合っているのかを考えるのは難しいものです。

　拭き取りのみの清拭よりもシャワー浴、流すだけのシャワー浴よりも浴槽につかる入浴の順で、皮膚の清潔や循環促進には効果的ですが、その分、身体への負担が大きくなります。

　医師からの指示がシャワー浴可能だからといって、発熱している、嘔吐しているなど、患者さんの体調がよくなければ、シャワー浴は不適切となります。

　状態が安定し入浴できている患者さんでも、ご本人の気持ちや体調に合わせて入浴のペースを考えます。

　入浴やシャワー浴ができない場合は、清拭や洗髪、足浴などを検討します（図1）。

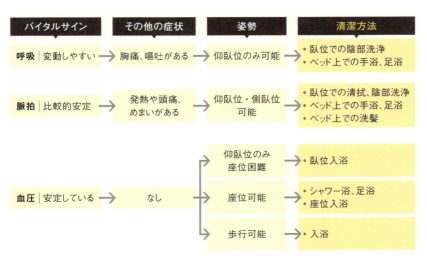

図1　清潔方法の簡単な目安

Ⅲ 看護援助技術

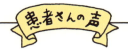

2日や3日、お風呂に入らなくたって死なないよ

疲れるし、面倒くさいからお風呂入りたくないなぁ

　まずは入浴したくない理由を十分に聴き、受け止めましょう。何を心配しているのかを知り、それを解決するためのあらゆる手段を提案してみます。そして、清潔の意義や、負担が少なく安楽に実施できることも説明します。疲労感が強いなどにより入浴できない場合は、清拭や洗髪、足浴などで部分的な清潔の援助を勧めることを考えてみましょう。
　はじめは難色を示していた患者さんでも、負担を最小限とした援助の提供で満足感を味わえれば、入浴が面倒という印象が払しょくされるかもしれません。次の援助にもつながりますよ。

安全・安楽な入浴のために

①全身状態の観察は、"顔"を中心に

　入浴中に最も気をつけなくてはならないことは、患者さんの体調の変化です。入浴は温度変化や水圧、移動などで多大なエネルギーを消耗します。エネルギーを使う分、多くの酸素を必要とするので、呼吸回数を多くして酸素を取り込み、心拍数を増やして、全身に血液を送ろうと心臓の働きも活発になります。

　元気で若い人にとっては、なんてことない入浴ですが、疾患を抱えて入院している患者さんにとっては過酷ともいえる日常生活行動なのです。入浴中、入浴後は特に呼吸状態に注意し、呼吸が苦しそうな様子はないか、いつもと比べて呼吸回数が増えすぎていない

か、唇の色が青紫色になっていないかなど、患者さんの"顔"を中心に全身状態をよく観察しながら実施しましょう。

②入浴前・中・後は、転倒の危険度大！

浴室への行き帰りはもちろん、脱衣所と浴室の段差や、床の水濡れ、石けんのぬるつきでさらに滑りやすくなる浴室の床など、転びやすいポイントがいっぱいです。移動の際には足元に気をつける、手すりを活用するなど、できる限りの転倒予防策を講じましょう。

お風呂上がりは身体が温まって血管が拡張しているため、脳にあった血液が一気に下肢へ移動することによる立ちくらみ（起立性低血圧）を起こしやすい状態になっています。シャワー椅子や浴槽のへりに一旦腰掛けてもらってから脱衣場へ誘導するなど、急に立ち上がらないように気をつけます。

③患者さんの背中を冷やさない

患者さんがお風呂やシャワーに入りたくない理由として多いのは、「寒いから」です。

裸の状態では、熱はどんどん奪われていきます。身体は熱を逃がすまいと、筋肉を細かく収縮させて熱を産生します。これが"ふるえ"です。熱を生み出すために、余計なエネルギーを使って患者さんが疲れてしまわないよう、入浴前にあらかじめ浴室や脱衣所を暖めておきます。

脱衣所で衣服を脱いだ状態のときには、肩から乾いたバスタオルをかけておきましょう。背中が冷えるととても寒く感じます。身体を洗っているときには背中にシャワーをあてる、お風呂から上がったらすぐに背中の水分を拭き取るなど、背中から熱が奪われないようにします。「お風呂に入って暖まった」「リラックスできた」と思ってもらうには、寒い思いをしないための工夫と配慮が大切です。

④湯温は「お風呂の温度」を目安に

湯温は安全、安楽の面からも重要なポイントです。

- **手浴・足浴は約40℃**：手浴や足浴は、いわば手足の「お風呂」ですから、約40℃が適切です。手を入れて「気持ちがいいな、お風呂の温度と同じだな」という感覚があればOKです。

III 看護援助技術

- **入浴は 38～42℃くらい**：熱めのお風呂が 42℃、ぬるめのお風呂が 38℃くらいになります。
- **陰部洗浄は少しぬるめの約 38℃**：いわば陰部のお風呂ですが、粘膜というデリケートな部分もあるため、「お風呂よりも少しぬるめ」と覚えましょう。
- **清拭はお風呂には適さない約 50℃**：絞ったタオルが冷めていくことを考慮して、約 50℃の熱めのお湯が必要です。50℃は、ほんの一瞬だけ手を入れることができる温度で、お風呂には適さないくらい熱い湯です。

着替えの常識を知っておこう

①"だっけんちゃっかん"を知っていますか？

着替えの原則の1つに「脱健着患」があります。「脱」ぐときは障害のない「健」側から、「着」るときは麻痺や点滴のある「患」側から着るということです。点滴をしている人の着替えも、この原則に沿って行うとスムーズです。

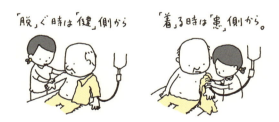

②浴衣にも男女の別がある

浴衣にも男物と女物があります。年配の方でも、この違いを知らない人が意外に多いようです。

色合いの差異に加えて、男物はスッキリとした直線模様（縞や幾何学模様など）、女物は柔らかい印象の曲線模様（花柄やツタなど）になっています。患者さんの家族が浴衣を購入してきたら、封を開

ける前に模様を確認しましょう。また、「家にあった浴衣を持ってきた」と言って女性患者さんに男物の浴衣、または男性患者さんに女物の浴衣を持参されることがあります。このような場合は、模様の区別について説明し、了承が得られてから使用しましょう。

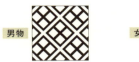

③浴衣の「合わせ」も要注意

浴衣の場合、衿の合わせと紐の結び方に決まりがあります。右の前身頃の上に左を重ねあわせ（右前）、紐は立位時に床と平行になるようにリボン結び（蝶結び）にします。これをそれぞれ逆にして、「左前、紐が床と垂直になる縦結び」をした場合、亡くなった方に浴衣を着せるときの、いわゆる「死に装束」の着方になってしまうため、十分に気をつけます。

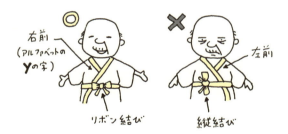

④汚れた寝衣も患者さんの一部

着替え後は、患者さんの寝衣をきちんとたたんでからお返しするのがマナーです。たとえ汚れていたとしても乱雑に丸められた寝衣を渡されたご家族は、その寝衣の取り扱われ方から患者さんも雑に扱われているのではないかと感じてしまいます。

血液などで汚れがひどい場合には、「○○で汚れてしまいました。お家で洗濯する際にはほかの衣類と混ぜずに、これだけを別に洗濯することをお勧めします」とひと言添えるとよいでしょう。

III　看護援助技術

事前に自己練習しておきたい技術

　ひげ剃りや爪切りは、実習時に行う機会の多い技術です。しかし、学校の授業や演習では行われないこともあるため、事前に自己学習、自己練習しておくことが必要です。実習でのひげ剃りや爪切りは、教員あるいは看護師の監督のもとで実施します。

①ひげ剃り

　ひげ剃りの経験がなくても、男性患者さんを受け持った場合、電気シェーバー、Ｔ字カミソリを正しく使えなければなりません。身の回りで協力してくれる男性を見つけて、あらかじめ練習しておきましょう。

②爪切り

　友人や家族に協力してもらい、他人の爪を切ることに慣れておきます。どのように指を持ったら爪が切りやすいか、どれくらいまで切っても大丈夫かなどを確認しておくとよいでしょう。

　足浴や手浴で爪を軟らかくしてから実施すると爪が切りやすくなりますが、皮膚も軟らかくなって傷つきやすいので十分注意します。

清潔ケアは観察の機会

　清潔ケアは絶好の観察の機会です。皮膚の状態だけでなく、上肢や下肢がどのくらい動かせるか、身体にどの程度の負荷がかかると呼吸が乱れるか、疲労度はどうかなど、様々な情報が得られます。全身の観察ができる余裕を持つためにも、実習前に清潔ケアの練習を十分に積んでおきましょう。

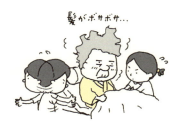

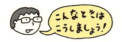

点滴挿入部が濡れてしまった！

☞点滴挿入部を水で濡らすと、ドレッシングテープが剥がれて針の刺入部が汚染される恐れがあります。刺入部は注射針を通じて血管とつながっているので、血行性の感染リスクが高まります。点滴挿入部は、入浴前にビニール袋などでしっかりとカバーしておきます。濡れてテープが剥がれかかっている、粘着力が弱まっている場合は、看護師に報告して貼り替えます。

脱衣所でオムツを下ろしたら排便していた！入浴の途中で排泄してしまった！

☞排泄物の付着したオムツをビニール袋に入れて処理し、殿部や陰部を浴室で洗います。浴槽内での失禁の場合は速やかに浴槽から出て、身体をシャワーで流してから石けんで洗います。洗い場や浴槽内、排水溝に水を十分流す、固形物はビニール袋に入れるなどして、排泄物や臭気を残さないようにしましょう。

　多くの患者さんと共有する浴室の汚染は、避けなければなりません。入浴前にあらかじめ、尿意・便意の有無や排泄を済ませているかを確認しておきましょう。

誰のための清潔ケア？

　「明日、シャワーに入りましょう」という患者さんとの約束は、発熱や吐き気などの患者さんの体調や、その日の気分によって果たされないことがあります。

　「せっかく計画を立ててきたのに…」と思う気持ちもわかりますが、その前に少し考えてみましょう。誰のための清潔ケアなのか？ どうして、患者さんが断ったのか？ もしかしたら、清拭や足浴ならいいと思っているのかもしれません。以前に入浴で嫌な思いをしたことがあったのかもしれません。必要な情報収集とアセスメントを行い、その後のケア方法の変更を考えましょう。

III 看護援助技術

5 排泄の援助

食べたら出す！ 当たり前のことだけど、それをサポートするのは難しい…

　身体に必要な栄養分を摂取し、代謝に使われた後に残った老廃物を外に出すことを排泄といいます。不要になった物を外に出す働きが滞ってしまうと、腹痛や食欲不振を起こす、腎臓に負担をかけるなど身体に悪影響をもたらします。

　排泄は人間としての尊厳にも関わります。排泄は本来、1人きりの静かで落ち着いた個室で、誰にも見られずに済ませたいものです。トイレに行きたくなるたびに誰かを呼んだり、手伝ってもらったり、陰部を見られたりするとしたらどんな気持ちがするでしょうか。

　患者さんは、トイレを手伝ってもらうのは悪いからと遠慮の気持ちから我慢してしまうこともあります。ぎりぎりまで我慢して、やっとの思いで呼んで来てもらっても、その準備に手間取り、さらに長時間待たされるとしたらどうでしょうか？ また、自分自身でコントロールできない場合には、排泄を失敗し、情けない思いや屈辱的な感情を抱くこともあります。

　他人に頼みづらく羞恥心を伴うからこそ排泄の介助はスピーディーに、そしてスマートに行うことが求められます。

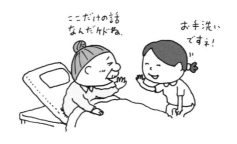

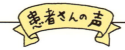

毎回毎回、トイレに行くたびに
ナースコールで呼んで来てもらうのは
悪い気がする

看護師に遠慮し、自分で行けそうだからと1人でトイレへ歩いて行き転倒することはよくあります。「気にせず呼んで下さい」と伝えることも大切ですが、排泄に関する問題点をアセスメントして尿意・便意をこちらから確認すれば、患者さんも気兼ねなく頼めますね。

ベッドの上でおしっこするなんて、
シーツやパジャマを汚したり
しないだろうか

シーツが汚れないように防水シーツを使用することや、パジャマを汚さないようにしっかりとまくり上げることなどを説明して、患者さんが安心して排泄できるようにします。

排泄方法の見極め方

　ベッド上で過ごすことが多く、介助がないと車いすに移れないけれど、尿意や便意を知らせることができる患者さんがいます。
　みなさんは、トイレ、ポータブルトイレ、どの排泄方法を選びますか？ もし、尿意や便意を知らせてくれてから待てるようであれば、車いすでトイレに行くことも可能です。切迫しているようであれば、ベッドの上で便器、尿器で介助してもよいでしょう。
　ただし、オムツは最終手段です。安易にオムツを装着することはできるだけ避けなければなりません。尿意や便意を感じたり、トイレまで我慢したり、他者に伝えたりする能力はとても大事です。

III 看護援助技術

ベッドからポータブルトイレに移ることも、ベッドサイドでのリハビリの1つになります。

また、ベッド上安静や座位になれないなどの理由で床上排泄を余儀なくされる患者さんも、尿意や便意がある限りオムツではなく、便器や尿器を用いた介助を第一選択とします。便器や尿器を用いることで、自らの排泄物が殿部や陰部についたまま過ごすことがなくなります。

尿意や便意があるけれども間に合わない患者さんでは、適宜トイレ誘導をするなどして、日中だけでもオムツが外せるように働きかけていきます。夜間のみオムツを装着することで、睡眠の中断を最小限にしたり、安心して眠れたりする場合もあります。日中も万が一に備えてオムツを着けておきたいと思っている患者さんもいます。1人ひとりの患者さんの状況に合わせて、排泄方法をうまく組み合わせていくことも大切です（表3）。

表3 排泄方法の長所と短所

	条件	長所	短所
トイレ	・歩行できる（介助あり） ・車いすに移れる	・通常の排泄方法。個室のため、プライバシーが確保される	・移動に時間がかかる（尿意や便意がある程度我慢できないと、失禁の恐れ）
ポータブルトイレ	・車いすに移れる（介助あり） ・座位がとれる	・すぐに用を足すことができる ・トイレと同じ座位でできる	・ベッドサイドで行うため、大部屋ではプライバシーが確保されない ・排泄と食事の場所が一緒になってしまう
便器	・便意・尿意がある ・腰を持ち上げることができる（介助あり）	・ベッド上で排泄ができる ・移動による身体負担が少ない	・臥位では腹圧をかけにくい ・排泄の準備に時間を要する ・寝具や寝衣を汚してしまうのではという不安 ・排泄と睡眠の場所が一緒になってしまう
尿器	・尿意がある	・ベッド上で排泄ができる ・移動による身体負担が少ない	・排泄の準備に時間を要する ・寝具や寝衣を汚してしまうのではという不安 ・排泄と睡眠の場所が一緒になってしまう
オムツ	・便意・尿意がない ・あるいは便意・尿意を催してから排泄を我慢できない	・ベッド上で排泄ができる ・移動による身体負担が少ない ・いつでも排泄できる	・排泄物が皮膚に触れ続ける ・羞恥心が大きく、自尊心に関わる ・コストがかかる
膀胱留置カテーテル	・尿量の正確な測定が必要である ・尿意がない（麻酔下も含む）	・ベッド上で排泄ができる ・移動による身体負担が少ない ・いつでも排泄できる	・膀胱炎などの感染症のリスクがある ・尿意が続いてしまうことがある ・管による強制的な排尿であり、膀胱や尿道の機能が使えない

膀胱留置カテーテルの管理

　尿量の測定が必要な患者さんには、膀胱留置カテーテルが挿入されていることがあります。しかし、逆行性感染を起こす可能性があるため、長期間の留置は推奨されていません。

　患者さんからは、「いつもおしっこをしたい気がする」「自分の排泄物を他人に見られるなんて恥ずかしい」などの声がよく聞かれます。膀胱留置カテーテルが挿入されている場合には、次のことに注意しましょう。

- 毎日、陰部洗浄を行い、外尿道口部の清潔を保つ。尿道口に発赤や腫脹、分泌物がないか観察する。
- 尿は量だけでなく、色、混濁や混入物の有無など性状も合わせて観察する。
- カテーテルが周囲の物に引っかかったり、引っ張られたりしないように管理する。特に車いすでの移動時には、車輪に引っかからないよう気をつける。
- 尿バッグが患者さんの膀胱の位置よりも高くなると、チューブ内の尿が逆流して感染の原因となることがある。常に膀胱よりも低くなるように管理し、やむを得ず膀胱より高くなってしまう場合はチューブを一時的に閉塞（屈曲）させて逆流を防ぐ。
- 移動時には尿バッグが見えないようカバーをかける。

尿量測定と蓄尿

　1日の尿量の測定や、尿成分の検査のために蓄尿をしていることがあります。受け持ち患者さんが尿量測定や蓄尿を行っているかどうか、必ず確認しておきます。午前9時から翌日の午前9時までの24時間蓄尿の場合、開始時点の尿はそれまでに作られたものなのですべて廃棄します。そして、24時間後の午前9時の終了時点に排尿をしてもらい、そのときの尿は検査に含めます。全量を計測するとともに、よく撹拌した尿の一部を採取して検査に提出します。

III 看護援助技術

排泄ケア時、観察すべきこと

排泄の援助をするのに夢中になって、つい忘れてしまうのが排泄の観察です。

①排泄機能と動作の観察

尿意、便意、排泄場所をわかっているか、排泄を我慢できるか、排泄動作（トイレに行く、下着の脱着、紙で拭く）が可能か、など

②排泄物の観察

- 尿の色（尿の濃淡や血尿など）、量、混入物の有無、混濁の有無、臭いなど
- 便の色（血便、黒色便など）、量、硬さ、臭いなど

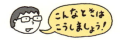

大量の排便後のオムツ交換時に、便が手袋に付着してしまった！

☞ そのまま援助を続けると新しいオムツに便がついてしまうことになります。便の量が多いようなら、はじめから手袋を2重にしておきましょう。新しいオムツを装着する前に1枚を外すことで、清潔な手袋でそのまま交換を続けることができます。オムツ交換後に寝衣を着せるとき、手袋を外し手指消毒することもお忘れなく。

オムツと呼ばないで

幼少期に一旦獲得できた排泄コントロールの機能を失い、オムツを着けなければならない状態になることは、自尊心を大いに傷つけることにつながります。「オムツが汚れていますね」「オムツを換えましょうね」など、オムツという言葉を連発されると、小さな子ども扱いをされているような気持ちにもなるでしょう。「オムツ」という言葉を「下着」と言い換えることで、印象はまったく異なります。オムツを着けているという事実は変わりませんが、患者さんを尊重するという観点からも、「下着」と言い換えていきたいものです。

COLUMN 02

知っておきたい援助

排液バッグと心電図モニター

排液バッグ

　手術後、体内の血液や浸出液などの液体を体外に排出する目的で、ドレナージが行われることがあります。ドレナージには開放式と閉鎖式があります。

　開放式ではガーゼに液体をしみこませるようにし、ガーゼが浸出液で汚れてきたら交換します。

　閉鎖式では排液バッグ内に液体を貯留させます。排液バッグは体内への逆流を防ぐために、ドレナージしている位置よりも常に低く保つ必要があります。また、ドレーンが抜けたり、体内でドレーン先端の位置がずれたりしないように、しっかりと体表にテープで固定されているか、引っ張られたりしていないかを常に確認します。

心電図モニター

　不整脈のある患者さんは、心電図モニターを装着していることがあります。心電図モニターの波形を観察するとともに、触診や聴診でも脈拍や心拍の回数、リズム、強さなどを見ておきます。

　心電図モニターの電極は定期的に交換が必要です。剥がれかかっているのを発見したら看護師に報告し、交換日でなくても貼り替えましょう。

III 看護援助技術

6 活動の援助

病気の患者さんの"活動"って、何を指すのだろう？

　ごはんを食べる、洗顔や歯磨きをする、身支度を調える、勉強する、運動するなど、身体を動かして行うことすべてが"活動"です。病気やけがによって思い通りに身体を動かせず、食事や清潔、排泄、移動などの日常生活行動を行うのに人の力を借りなければならない状況はボディイメージの変化、自尊心の低下を招きます。

　失ってしまった身体の自由をできるだけ速やかに取り戻せるよう、患者さんの身体を動かす機能が維持・回復するような援助とともに、持っている力を十分に発揮できるような関わりが重要です。

動かないことの弊害

　床上安静が長く続き寝たきりの状態になると、廃用症候群という心身機能の低下を招きます。主な機能低下として、褥瘡、筋萎縮、関節拘縮、起立性低血圧などがあります。これらを防ぐために、こまめに体位変換を行うこと、活動を促していくことが大切です。

褥瘡を防ぐ

　寝たきりで身体を動かさずにいると筋力の低下や関節の拘縮が起こるとともに、同一部位が圧迫されて褥瘡ができやすくなります。
　褥瘡は圧迫などによって血流が低下した場所に形成されやすく、低栄養や皮膚の湿潤によって助長されます。つまり、骨が突出していて、ベッドと自分の体重によって圧力がかかりやすく、オムツの装着によって蒸れやすく、排泄物によって湿潤状態が長く続いてし

まう"仙骨部"に最も褥瘡ができやすいといえます。また、低栄養に陥りやすい寝たきりの高齢者では、特に褥瘡発生のリスクが高くなります。

　仰臥位では30度以上の頭部挙上をすると、仙骨部が圧迫されやすくなるため、30度以下にします。また、仰臥位ばかりではなく、定期的に側臥位や座位をとるなど、枕やクッションを効果的に用いながら体位を工夫することが重要です。

　褥瘡は、重みがかかりやすく、骨が突出している、筋肉や脂肪が薄い部分によく起こります。フローリングなどの硬い床の上で、仰臥位、側臥位でしばらく横たわってみましょう。重みがかかる、当たる、痛くなってくる部分はありませんか？　そこが褥瘡の好発部位です。

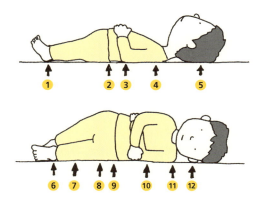

- 褥瘡の好発部位
  - **仰臥位** ①踵骨部、②仙骨部、③肘頭部、④肩甲骨部、⑤後頭部など
  - **側臥位** ⑥踵骨部・外果部、⑦膝関節顆部、⑧大転子部、⑨腸骨部、⑩肋骨部、⑪肩峰突起部、⑫耳介部など

III 看護援助技術

▶起立性低血圧による転倒を防ぐ

　動くことで交感神経が、休むことで副交感神経が優位になりますが、寝たきりになると刺激が少なくなり、その自律神経の切り替えがうまくいかなくなります。

　自律神経は、心機能や末梢血管の拡張・収縮を調節していることから、自律神経のバランスが崩れると血圧や脈拍の調節能力も鈍ってきます。そのため臥位から座位、座位から立位など頭部を挙上したときに血圧が一気に下がってしまう起立性低血圧を起こして転倒することもあります。

　転倒を防ぐためには、急に立ち上がらない、しばらく立位を保持してから歩き出すなど、血圧を安定させてから行動することが大切です。ベッドから車いすへの移動などの際は、転倒に備えて、手すりにつかまっていてもらう、すぐに腰掛けられる状態にするなどの対策も有効です。

▶日常生活行動がリハビリテーションになる

　理学療法や作業療法を行うことだけがリハビリテーションではありません。日常生活行動をできるだけ自分で行えるようになることが、リハビリテーションの目的です。受ける援助が最小限で済むようになれば、患者さん本人も介助者も楽になります。

①まずは寝返りを打てるように

　寝たきりであっても、寝返りを打てると褥瘡ができにくく、ベッド周りの物にも手が届きやすくなります。着替えも短時間で済ませられるようになります。どこに、どのくらいの力を借りれば寝返りを打てるようになるのか？　ベッド柵につかまってもらうなど周囲の物を利用して、その人なりのパターンを患者さんとともに確立していきましょう。

②腰を持ち上げる

　腰を持ち上げられると、パンツタイプの衣服の着替えが楽になる

だけでなく、褥瘡もできにくくなります。腰を持ち上げるためには下肢の筋力だけでなく、上肢の筋力、背筋、腹筋など全身の筋力を使います。筋力アップのためにも、オムツ交換の際には患者さんに腰を持ち上げてもらうよう声をかけていきましょう。

　また、頭を持ち上げられると枕の交換や洗髪などもスムーズに行えるようになります。

③座位を保持する

　食事のメニューを見ながら箸を使いごはんを食べたり、トイレで排泄したりするためには座位の保持が必要です。座っていられることで食事や排泄の方法は大きく変わってきます。

　ベッドの頭側を挙上して脚を伸ばした長座位よりも、ベッドの端に腰掛けて足底を床に着けた状態の端座位のほうが、バランスをとるために使う筋肉も多くなり効果的です。手浴などほかの援助と組み合わせて、ベッドからの転落に注意しながら実施してみましょう。

④車いすへの移乗

　車いすへの移乗には、「起き上がる、端座位をとる、立ち上がる、立位を保持する、立ったまま身体の向きを変える、座る」、この一連の動作が必要になります。患者さんのできる動きとできない動きを把握しておきましょう。

　車いすへ移る動作はリハビリテーションになります。「ベッドから起き上がることはできないけれど、座位を保持することはできる」「立ち上がる筋力はないけれど、数秒だったら立位を保持できる」など、患者さんの今持っている能力を見極め、常にその力を使っていくように努めることが大切です。車いすのフットレストに足をのせる・下ろす動作時にも、すべてこちらでやってしまうのではなく、患者さんに声をかけて、できるだけ自分で足を持ち上げてもらいましょう。

⑤リハビリテーションにつながる動きを見つける

　細かい動作も日常生活を行う中に組み込んでみましょう。パジャマのボタンを留める、髪をとかす、顔を拭く、食器を持って食べるなど、患者さんのリハビリテーションにつながる動きはないか、常

に考えながら援助を進めていきます。また、入浴や足浴などでお湯につかっているときには、温熱効果で腱や筋肉がほぐれてきます。このタイミングを逃さず、末梢の関節から順に動かして柔らかくしていくのもリハビリテーションの1つとなります。

▶患者さんが昼間、寝てばかりいたら？

　受け持ち患者さんが昼間寝てばかりだと、「無理に起こすのは悪い」と考えてしまうかもしれません。しかし日中に長時間眠ってしまったために夜に眠れなくなるほうが、身体の回復に悪影響を与えます。十分に睡眠がとれないことは「せん妄」と呼ばれる精神症状の誘因となります。

　受け持ち患者さんが昼夜逆転傾向にある場合、日中なるべく起きていられるような工夫が必要です。患者さんの趣味活動を一緒にするなど、簡単なレクリエーションを考えてみるのもよいでしょう。

　天気がよければ散歩に行ってみる、気分転換に車いすで病院内を巡ってみるなども効果的です。敷地内の地図や散歩の範囲をあらかじめ確認して、患者さんに病棟の外の気温に合わせた服装をしてもらう、スリッパやサンダルではなく、転倒を防ぐためにかかとのある靴を履いてもらうなどの準備を入念に行います。病棟外に出るときは、看護師や教員へ報告することも忘れないで下さい。

　それでもどうしても昼間眠ってしまうようであれば、時間を決めて午睡をしてもらいます。あまり長く眠ってしまうと夜眠れなくなってしまうことを説明した上で、「時間になったら起こしに伺いますね」と声をかけるとよいですね。仮眠時間は午睡に適切といわれている20分前後を目安に、その日の患者さんの状態に合わせた時間を設定しましょう。

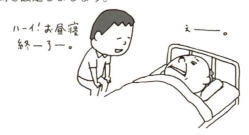

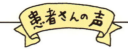

スリッパだって大丈夫だよ。
転んだりしないよ

　スリッパやサンダルはかかとが脱げやすい、足底が滑りやすいなどの理由から、歩行が不安定な患者さんには不向きです。特に、手術後や長期臥床後初めての離床などの場合では下肢の筋力低下や歩行バランスの乱れも多くみられ、転倒のリスクが高まります。転倒を防ぐためにも、これらの危険性を説明して、患者さんやご家族にかかとの脱げにくい靴を準備してもらいましょう。

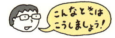

患者さんが廊下の手すりから遠く離れた場所で歩行練習をしている！
　☞転倒しそうになったときにすぐにつかまれるよう、手すりのそばを歩いてもらいましょう。歩行練習のときに限らず、廊下のちょっとしたものが歩行の妨げになることがあります。出しっ放しの車いすや点滴スタンドなど、歩行の妨げになるものが廊下や病室内にないかどうか確認しましょう。

車いすの操作がうまくいかない！　車輪に点滴ラインやチューブを引っかけたり、患者さんの腕を曲がり角やトイレの出入り口にぶつけたりしてしまう
　☞車いすを押す速度の調節だけでなく、細かい動きの練習が必要です。事前に学校で、狭い場所での方向転換や、決めた位置にうまく止める練習をしておきましょう。

III 看護援助技術

7 検査の援助

検査室まで患者さんを送って、
時間になったら迎えに行く。
これだけで大丈夫?

　検査は、疾患の診断や重症度などをみるとともに、治療方法の決定や、実施した治療を評価するために行われます。

　病院で行われる検査は、大きく2つに分けられます。患者さんの身体そのものを調べる「生理機能検査」と、患者さんの身体から出た、あるいは取り出されたものを調べる「検体検査」です（表4）。

　また、検査の種類によって侵襲度（患者さんに与える負担の程度）は違ってきます。排泄された尿や便などの検査は侵襲が少ないですが、髄液採取や血管造影、内視鏡、生検などは侵襲も大きく、手術に準じるものとして扱われ、承諾書が必要になることもあります。

表4 病院で行われる検査

検査の種類	目的	具体例
生理機能検査	身体そのものを調べる	X線、CT、MRI、血管造影、内視鏡、超音波、心電図、肺機能など
検体検査	身体から出た、または取り出されたものを調べる	血液、尿、便、痰、髄液、生体組織（腎生検、肝生検）など

▶検査に行く前の確認

　患者さんに検査の予定が入ったことがわかったら、検査の時間と場所や種類と事前準備→p.73、事後の注意点→p.76 を確認します。

自分で確認するだけでなく、患者さんがその検査について理解しているかを確かめて、不足している情報があれば補えるように事前に調べておきます。

　何をされるかわからない検査は不安なものです。特に、苦痛を伴う検査かどうかは患者さんの最大の関心事です。検査の目的、方法、所要時間、注意点をわかりやすく伝え、検査前の不安の軽減に努めましょう。そのためには、自分がその検査について正しい知識を持っていることが重要です。

①時間と場所

　検査の開始時間を確認し、5分前には検査室に到着するようにします。入院している患者さんは、電話で呼ばれてから検査室へ行くことも多いですが、いずれにしても検査開始時間の目安を確認しておき、清潔ケアや処置などが重ならないように気をつけます。また、検査に向かう前に患者さんに排泄を済ませてもらい、時間と心の余裕を持って検査に臨めるようにします。

②検査の種類と事前準備

　受ける検査の種類によっては、事前の準備が必要になります。どのような検査であっても、行き帰りの際の安全の確保はもとより、保温やプライバシーへの配慮も忘れずに行いましょう。

【主な生理機能検査】

- X線検査（レントゲン検査）：X線という放射線を使い、骨や内臓の様子を描き出す検査です。女性の場合、被曝による胎児への影響を考え、妊娠の有無と可能性について確認します。

    検査前には撮影部位にある金属類（ネックレスなどの装飾品やブラジャーなど）を外します。不注意から撮り直しになった場合、患者さんは無駄な被曝をしてしまいます。

- CT（Computed Tomography）検査：コンピューター断層撮影法といい、X線検査同様に、放射線を使って体内の臓器を断層写真として描き出します。妊娠中はできるだけ撮影を避ける、検査前には金属類を外す、などの注意点もX線検査と同様です。

III 看護援助技術

- MRI（Magnetic Resonance Imaging）検査：磁気を使って画像を描出する検査です。X線やCTとは違って放射線を使用しないので、身体への影響は少ないとされています。

  MRIはいわば大きな磁石なので、鉄分を含む物は持ち込めません。誤って点滴スタンドや車いす、酸素ボンベを持ち込んでしまい、強力な磁石を持つ機械に瞬時に吸い付けられ、患者さんがけがをする事故なども起きています。

  > **鉄分を含む物**
  >
  > 時計、眼鏡、補聴器、入れ歯、心臓ペースメーカー、人工関節や脳動脈瘤のクリップ、金具のついたブラジャーやスリップ、貴金属（指輪、ネックレスなど）、ヘアピン、鉄分を含む色素を使った入れ墨（タトゥー）やアートメイク、マスカラなど

- **内視鏡検査**：胃や大腸などの内視鏡検査の場合は、前日から食事が制限されます。大腸内視鏡検査では、就寝前、検査当日の朝に下剤を飲んで、腸内を空っぽにしておきます。いつから食事が中止になるのか、飲水が制限されるのかを確認しておきます。

  前投薬として抗コリン剤（主にブスコパン®）が投与されることがあります。抗コリン剤は、アセチルコリンの働きを阻害することで副交感神経を抑制し、腸管の働きを鈍らせる目的で使われます。副作用として、口渇、便秘のほかに、動悸や不整脈がありますので、これらの症状がみられないか観察します。

検査について行くとき、検査中

検査の開始時間に間に合うように検査室へ向かいます。車いす、ストレッチャーなどの移動手段によって、注意すべき点を確認しておきましょう（表5）。

「○○の検査に行って来ます」と、教員あるいは看護師に一言伝えておくと、何かあったときにも安心です。IDカードやカルテなどの忘れ物がないか確認してから出発します。

検査は可能な限り見学させてもらいましょう。検査がどのように行われているのか、検査中の患者さんの様子、医療者の患者さんへ

の声かけや配慮など、勉強になることがたくさんあります。

　ほとんどの検査室には、学生1人が見学できるくらいのスペースはあります。「受け持ちの学生なのですが、〇〇さんの検査を見学させて下さい」と検査技師に伝えれば、見学できる位置を教えてくれるはずです。看護師として働きだしてからは、患者さんがどのような検査を受けているかを見る機会はほとんどありません。学生のうちにできるだけ経験しておきましょう。

表5　検査への移動手段に伴う注意点

徒歩	車いす	ストレッチャー
	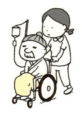	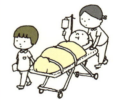
・スリッパではなく、なるべく靴を履いてもらう。靴下とスリッパの組み合わせは特に滑りやすいので、注意する。 ・点滴スタンドを持っていくときは、特にエレベーターの乗り降りで車輪が引っかからないよう注意する。 ・季節によっては病棟の外は寒いため、上着などを羽織ってもらう。 ・浴衣がはだけていないか確認する。	・点滴が入っている場合は、車いすに取り付けるタイプの点滴棒に点滴を吊り下げる（患者さんに点滴スタンドを持ってもらうのは非常に危険）。 ・エレベーターには後ろ向きで乗り込む。坂道は後ろ向きに下る。 ・膝掛けや羽織ものなどで保温する。 ・尿バッグやドレーンバッグにはカバーをかけ、外から見えないように配慮する。	・毛布などの上から、ベルトで体幹をしっかりと固定する。 ・なるべく2人でストレッチャー移動を行う。 ・足先や肩が掛けものから外に出ていると寒さを感じやすいので、しっかりと密着させるように覆う。 ・足側が先になるように進める。エレベーターには頭から乗り込み、坂道では頭側が常に上部にくるようにする。

検査から帰ってくるとき

　検査後は、「お疲れ様でした」「大変でしたね」など、ねぎらいの言葉をかけます。同時に患者さんの表情や疲労度を確認します。「ご気分はいかがですか？」「お疲れではないですか？」などのように声をかけて患者さんの反応を観察します。

　気分がすぐれない、疲れが強いようであれば、歩いてきた患者さんであっても車いすで病棟に戻ります。

　検査中に鎮静剤を使用した場合も、同様に車いすで帰室します。歩いて帰る場合にも患者さんの様子をみながら、途中で椅子に座って休むなどの対応ができるようにしましょう。

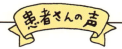
患者さんの声

○○の検査は初めてだ。
とても緊張するな。痛いのかな。
どれくらいかかるのかな…

それなら

　初めての検査はどのようなことをされるかわからないため、大きな不安を伴います。検査の内容、所要時間、痛みがあるかどうかなど患者さんの気がかりとなっていることをわかりやすい言葉で説明します。患者さんに聞かれたことの中にわからないことがあれば、看護師に確認してから答えます。

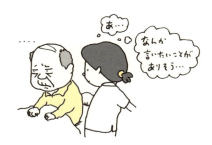

造影剤、バリウムの排泄

　造影剤を使った場合は、造影剤を体外へ速やかに排出する目的でなるべくたくさんの水を飲んでもらいます。

　また、バリウムを使用した場合は、下剤とともに水分をたくさん摂取して、便と一緒に速やかに排泄する必要があります。バリウムは固まる性質があるため、腸内に固まって滞ってしまうことを避けるためです。24時間以内に白色または灰色がかった便が排出されるかを必ず確認します。患者さんにもこれらのことを説明して、積極的に水分をとってもらい、排便状況を確認してもらいます。

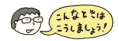

検査当日、患者さんがパンを食べ、牛乳を飲んできてしまった。昨日、絶飲食を伝えたはずなのに！

　☞こういったことは、実はめずらしくありません。検査は別の日に改めて設定することになります。

　きちんと説明したつもりでも、患者さんは思わぬ解釈をすることがあります。例えば、「朝ごはんは食べないで下さいね。お水も飲まないで下さい」と説明したら、「ごはんがダメだっていうからパンにしたし、お水もダメというから牛乳にした」ということがあるのです。

　初めての場合は特に、どのような検査なのか、食事をとってはいけない理由も一緒に伝える必要があります。「明日は胃の内視鏡検査があります。朝は食事と水分を一切とらないで下さい。胃の中を空にしないと胃の中がよく見えなかったり、途中で気分が悪くなったときに吐いてしまったりします」などと、具体的に説明しましょう。

III 看護援助技術

8 呼吸の援助

私たちが当たり前にしている呼吸。
どんなときに援助が必要なの？

　息を吸ったり吐いたりすることを、普段意識することはありません。階段を駆け上がったり、遅刻しそうになって走ったりするときに、「息が切れる」「息が苦しい」と感じ、呼吸を意識するのが普通です。

　運動をしてもいないのに、「息が切れる」「息が苦しい」「呼吸回数が増える」のは、血中の酸素が不足している状態であり、エネルギーの産出が追いついていない状態です。つまり、呼吸を常に意識しなければならない状況は、安心できる通常の状態ではないのです。息が苦しいと生命の危機をすぐそこに感じるため、精神的にも不安定となり、パニックを起こしやすくなります。

　呼吸状態に問題がある患者さんの場合、多くの酸素を必要とする歩行、入浴、食事などの場面では、特に呼吸状態の観察が重要となるのです。

▶吸引時の注意点

　気道にある痰を取り除くための吸引は、カテーテルが粘膜を刺激するため、どんなに上手な人が行っても多かれ少なかれ苦痛を伴います。吸引中の患者さんの苦しそうな表情を見ると、思わず手を止めたくなります。しかし中途半端な吸引を何度も繰り返すよりも、痰が取り切れる吸引をしっかりと1回で終わらせたほうが、患者さんの負担は少ないのです。

　痰があるからすぐに吸引をするのではなく、部屋全体の空気を加湿したり、吸入をしたりして（吸入には医師の指示が必要）、事前

に痰を軟らかくしておくことも必要です。痰の出やすい体位をとってもらう、咳をしてもらい痰をなるべく喉元まで持ってくることで、吸引時間や回数を最小限にとどめることもできます。

痰が多く出る患者さんでは、食事の前・中・後で吸引の準備が必要です。痰が喉にからんだままだと食物が引っかかって誤嚥につながることがあるので、食前には必ず痰を取っておきます。また、食事を始めた途端に食物の水分や咽頭への刺激によって痰があふれるように出てくることがあります。食事中はいつでもすぐに痰が取れるよう、吸引の準備をしておきましょう。

▶ 酸素療法（酸素投与）

大気中に含まれる酸素濃度（21％）では体内の酸素量が不足してしまう場合、呼吸のサポートを目的として酸素療法が行われます。

①鼻カニューレ

流量4L/分以下の酸素投与を行うときに使われ、食事や会話を妨げません。鼻の穴に少しカニューレの先の管を入れて酸素を送るため、鼻粘膜が乾燥しやすかったり、カニューレやチューブがずっと当たっている部分（鼻の粘膜、耳や頬など）が痛くなったり、炎症を起こしたりすることがあるため、皮膚の保護が大切です。

口呼吸では効率よく酸素を取り入れることができないため、患者に口呼吸がみられた場合には「お鼻で呼吸して下さい」と声をかけるとよいでしょう。鼻づまりも解消しておかないと、息苦しさはとれないので注意が必要です。

また、特に女性患者さんの場合、鼻カニューレの装着で恥ずかしさを感じている場合があります。外出時や面会のときには、カニューレを装着した上からマスクをするとよいでしょう。

②リザーバー付きの酸素マスク

通常の酸素マスクよりも高濃度の酸素が必要なときに用います。マスクをしたままでは食事がとれなかったり、会話が聞き取りにくくなったりします。また、口と鼻全体が覆われてしまうため、息苦

III 看護援助技術

しく感じてマスクを外してしまうこともあります。

マスクのゴムがきつくて苦しく感じる場合もあるため、ゴムのきつさの調節や、マスクやゴムが当たっている部分の皮膚の保護にも注意を払いましょう。ガーゼを挟む、ドレッシング材を貼るなどの方法があります。

食事のときには鼻カニューレに変更することが多いですが、十分な酸素量が得られないことが考えられます。食事時間があまり長引かないように気をつけましょう。

なお、酸素は燃えやすい性質を持っているため、酸素療法中は火気厳禁です。在宅酸素療法をしていることの多いCOPD（慢性閉塞性肺疾患）の患者さんには、酸素療法をしている近くでの喫煙や火を使った調理などをしないように伝えておくことも重要です。

サチュレーションモニター

呼吸状態をみるため、サチュレーションモニターによる経皮的動脈血酸素飽和度〔SpO_2：Saturation（飽和状態）、Pulse（脈拍）、Oxygen（酸素）〕の測定を行う際には、その数値だけに頼らないようにしましょう。

SpO_2が99％だから安心とは限らない理由はいくつかあります。

SpO_2は、ヘモグロビン（Hb）全体に対する酸化Hb（酸素と結合できているHb）の割合を％で表示します。もともとHbの数が少なくなっている貧血の患者さんでは、99％であっても十分な酸素量を血中に取り込めているとはいえません。

また、一酸化炭素中毒の患者さんでは血中に一酸化炭素Hb（Hbに一酸化炭素が結合）が増えていますが、通常のパルスオキシメーターでは酸化Hbと一酸化炭素Hbとを区別できないため、SpO_2が高値を示してしまい、一見問題のないようにみえてしまいます。

呼吸状態をみるときには、サチュレーションモニターだけに頼らず、患者さんの表情や呼吸回数・深さ・リズムとともに、検査値（PaO_2：動脈血酸素分圧など）も合わせて確認していきましょう。

▶ 生活行動の中で呼吸を観察する

　呼吸状態はバイタルサインの測定時だけ観察するのでは不十分です。歩行や入浴、リハビリテーションなど骨格筋が酸素を必要とする日常生活行動や、食事（嚥下）や会話など、息を止めたり呼吸のリズムを変えざるをえない場合も、息切れや呼吸困難がみられないかを常に観察します。入浴の手順やリハビリテーションの内容に気をとられていて、患者さんの息づかいが荒くなっていることに気がつかなかった、患者さんの顔色が変わっていた、などということがないように気をつけましょう。

　息切れや呼吸困難がみられた場合は、すぐに横になってもらうのではなく、座位をとってもらいます。できるだけ上体を挙上させておくことで、横隔膜が下がり、肺に空気が入りやすくなるためです。

　呼吸困難が何をしているときに出たのか、出てからどれくらい時間が経つのかを看護師に報告するとともに、呼吸回数やリズム、深さ、息づかい、腹部・胸部・肩の動き、表情、口唇の色、SpO_2など呼吸状態の観察や脈拍の測定を行い、症状が悪化していないかを注意深くみていきます。

　呼吸困難を起こしやすい患者さんの場合は、呼吸困難を起こさないためにはどうしたらよいか、次に起きた場合にはどう対処するかをあらかじめ考えておき、呼吸困難が出たときに、患者さんも自分自身もあわてないようしっかりと備えておきます。

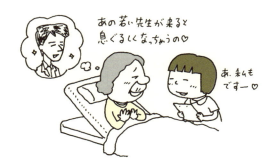

III 看護援助技術

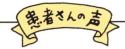

トイレに行ったら、えらいよ

息がせつない

それなら　「えらい」や「息がせつない」は呼吸困難感を表す言葉でもあります。不安や痛みが呼吸困難感を増強させている場合もあるので、これらの要因を取り除くことも大切です。
　呼吸困難感は「死」を感じさせるため、不安が強くなり、さらに呼吸困難感が増すという負のスパイラルにも陥りやすくなります。症状が出ているときは落ち着いた態度でそばに寄り添い、背中をさすったり、深呼吸を促したりして、患者さんの不安を軽減できるよう努めます。

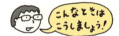

検査を終えて病室へ戻ってきたら、患者さんの呼吸が苦しそう。酸素カニューレはきちんと接続したはずだけど？

☞酸素流量計のダイヤルを回し忘れたために酸素が出ておらず、患者さんの訴えによって気づくことがあります。酸素流量計の目盛りが正しい位置にあって指示量が投与されているか、どこから酸素が供給されているか（酸素ボンベか中央配管か）、酸素の供給ルートが閉塞していないかなど、常に確認することが重要です。
　また、酸素療法中の患者さんが検査などで病室を離れた後も壁の中央配管に接続されている酸素流量計から酸素を出しっ放しということがよくあります。酸素療法中の患者さんの移動時は、酸素流量計にも注意を払いましょう。

9 与薬の援助

薬のことは薬剤師さんに
すべてお任せ…でいいのかな？

　受け持ち患者さんに処方されている薬が何かを知ることで、現在行われている治療の内容がわかります。血圧を下げる降圧薬、血糖を下げる血糖降下薬などのように、疾患の症状に対応する薬（対症療法）もあれば、肺炎の患者さんの体内に侵入した細菌の増殖を抑える抗菌薬、悪性腫瘍の増殖をおさえる抗がん剤など、病気の根本的な治療（根治療法）を目的として疾患の原因となる物質に働きかける薬もあります。

　また、胃腸に疾患がない患者さんでも、鎮痛薬を内服している場合、胃腸薬が処方されることもあります。これは鎮痛薬の中には胃酸分泌を抑制し胃の粘膜を荒らすものもあるので、胃粘膜を保護するためです。

　薬の処方の確認とともに、薬の効果は得られているか、副作用はみられないかも合わせて観察していきましょう。

患者さんの飲んでいる薬を確認しよう

　患者さんが飲んでいる薬を調べる際には、 表6 の項目を必ず押さえておきましょう。これらは薬剤に添付されている医薬品添付文書に記載されているほか、『治療薬マニュアル』（医学書院）、『今日の治療薬』（南江堂）などの医薬品集でもわかります。

　なお、患者さんが持参していた軟膏や湿布などでも、看護学生が代わりに塗ったり貼ったりすることで「与薬」とみなされます。普段は患者さんが自分で塗っている市販の軟膏であっても、薬効や用法を調べる、教員や指導者に確認するなど慎重に行います。

III 看護援助技術

表6 薬について確認すべきこと

警告・禁忌	・致死的または重篤な副作用につながる可能性があり、特に注意を喚起する必要がある場合に、添付文書の本文冒頭部に赤枠・赤字で記載
効能・効果	・臨床試験の結果、有効とされた症状や疾患
用法・用量	・臨床試験で有効性と安全性が検証された範囲内の投与方法と投与量
使用上の注意	・副作用：本来目的としていない作用 ・相互作用：2つ以上の薬を併用することで表れる副作用

表7 安全な与薬のための 6R

正しい患者 Right Patient	姓名、生年月日、ID 番号
正しい薬 Right Drug	薬剤名、薬の形状、使用期限
正しい目的 Right Purpose	薬効（主作用・副作用）、適応疾患や適応症状
正しい用量 Right Dose	投与量、投与単位、年齢や体格に応じた量
正しい用法 Right Route	与薬経路（経口、経腸、経静脈など）
正しい時間 Right Time	年月日および時刻、投与タイミング（食前、食後、検査前など）

安全な与薬のための確認事項

安全に与薬を行うために、投与前には必ず「誰に、何を、なぜ、どのくらいの量、どんな方法で、いつ」の6つが正しい（Right）かどうかという 6R を確認します[1]（表7）。

内服のタイミング

内服薬には、食前、食間、食後、就寝前などのように毎日決まった時間に定められた量を飲む薬と、症状が出て必要になったときに飲む薬があります。与薬時間は飲み忘れを防ぐために食事に関連し

表8 服薬時間の目安

食前	食事前約30〜60分	食欲増進剤、制吐剤、胃粘膜保護剤など
食後	食事後約30分	胃腸障害を起こしやすい解熱薬、その他の薬剤
食間	食事後約2時間	胃粘膜保護・修復剤など
就寝前	寝る前約30〜60分	睡眠導入剤、下剤など

た時間に設定されていることが多く、消化管への影響を考えて食事の前後や食間といったタイミングで内服します[2]（表8）。

症状があるときだけ内服することを「頓服（とんぷく）」といい、その薬を頓服薬（または頓用薬、屯用薬）と呼びます。主な頓服薬には、鎮痛薬、解熱薬、睡眠薬、降圧薬などがあります。あらかじめ医師から出された指示のもとに、痛みや発熱、不眠の訴えなどの症状が出たときに使用します。

内服前には必ず本人であることを確認するために、患者さんに名乗ってもらいます。難しければ、こちらで名前を呼び、ネームバンドと処方箋に記載してある名前、ID番号を照合します。

与薬のときに特に注意すること

与薬時には様々なトラブルが起きます。特に高齢者や認知症患者さんの場合は、注意深く与薬を実施することが大切です。以下のポイントを注意してみていきましょう。

①包装シートごと飲んでしまわないか

視力が低下したり認知機能に障害が出てくると、錠剤を包装シートから出さずに飲んでしまう、または錠剤を包装シートから取り出したものの、包装シートのほうを飲んでしまうことがあります。

包装シートはPTP（Press Through Package）シートと呼ばれ、アルミなどの薄い金属とプラスチックで1錠ずつに分けられています。現在は1錠ずつに切り離せないような工夫がなされています

III 看護援助技術

が、包装シートのアルミの角は鋭利なので、誤飲によって口腔や咽頭粘膜だけでなく食道や腸壁などを傷つける事故も発生しています。

患者さんが錠剤を包装シートから取り出したことを確認する、または包装シートから錠剤を取り出して患者さんに渡すなど、患者さんに合わせて対応しましょう。

②薬を落としたり、こぼしたりしていないか

何粒もの錠剤を手のひらにのせ、口を大きく開けて放り込むようにして飲む患者さんもいます。運よくすべての薬が口の中に入れば問題ないのですが、時には1粒、2粒が入り損ねて床やベッドに落ちてしまうこともあります。午後の清拭時に朝の薬をベッドの上で発見！ということもあります。

薬を飲むときは確実に口の中に入ったかを確認しましょう。薬を落とさないためには、薬杯に入れてそこから飲んでもらうか、1粒1粒つまんで口の中に運びます。薬を床に落としてしまった場合は看護師に報告し、新しい薬を用意してもらいましょう。床に落ちた薬は、看護師に渡して処分してもらいます。

顆粒剤や散剤などの粉薬のときも同様に、口から薬がこぼれていないかを確認し、こぼれた場合はその量を目測で確認し、看護師に報告します。手指に振戦（ふるえ）がみられ、うまく口の中に入れられない場合には、手を添えて口の中に誘導してもよいでしょう。

③口腔内に薬が残っていないか

口の中に薬が無事に入っても、いつまでも口腔内にとどまっていては意味がありませんし、誤嚥をしたり、苦みを感じたりする原因ともなります。十分な水で薬を飲んでもらい、錠剤が口蓋に張り付いていないか、頬と歯肉の間に残っていないかを確認しましょう。

④薬を隠していないか

拒薬といって、薬を飲むことを拒否する患者さんの中には、パジャマのポケットの中に薬を隠してしまったり、捨ててしまったりすることがあります。拒薬に気がつかずにいると、薬が効かない、または薬の量が不足しているという判断から、薬の種類の変更や増量といった誤った治療につながります。薬を嫌がっている様子はな

いか、毎回確実に内服しているかを観察することが重要です。

⑤自己管理の薬の残薬は合っているか

　看護師がそのつど薬を渡すのではなく、自分で薬を管理している患者さんもいます。内服を開始した時点から計算して、残りの薬の数が合っているかを適宜確認します。余っていたり、不足したりしている場合には、患者さんに理由を聞くとともに、看護師に報告しておきましょう。

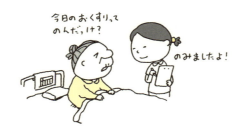

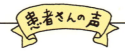

 こんなにたくさんの薬、いったい何の薬なんだろう。ずっと飲み続けなければいけないのかな

 　疾病の発症をきっかけに、入院とともに様々な薬が開始されることがあります。退院後も継続して飲み続けなければならない薬もあれば、入院中で終了する薬もあります。いずれにせよ、何の薬を何のために飲んでいるかを患者さん自身が知る必要があります。聞かれたら答えられるように、薬の種類と効能をしっかりと調べておきましょう。また薬効を説明するときには、薬を飲む必要性も理解しているかを確認していくことも大切です。

III 看護援助技術

副作用で起こりがちな症状

薬の副作用は必ず起こるわけではありませんが、副作用を知っておくと、症状が出たときにあわてずに対処できます。副作用が強い場合には、医師の指示により薬の種類を変更したり、減量したりして対応します。薬によって出現しやすい副作用もあります。

①抗菌薬による下痢

抗菌薬による抗菌作用によって腸内の善玉菌が死滅し、腸内細菌のバランスが崩れて下痢を引き起こすことがあります。乳酸菌などの整腸剤を一緒に内服して予防します。

②解熱薬や鎮痛薬による胃腸障害

胃粘膜の防御機能の低下がみられます。胃腸薬を一緒に処方して予防します。

③アナフィラキシーショック

まれに、重篤な副作用としてアナフィラキシーショック症状がみられることがあります。薬物投与後に次のような症状がみられた場合には、すぐに投与を中止し、医師に報告する必要があります。

アナフィラキシーショック
- 客観的な観察情報:蕁麻疹(薬疹)、声のかすれ、くしゃみ、意識の混濁など
- 主観的な症状:皮膚瘙痒感、咽頭の瘙痒感、息苦しさ、動悸など

薬の飲み方の工夫

経口薬には、固形剤(錠剤、カプセル剤など)、粉末剤(散剤、顆粒剤など)、液状剤(水剤、シロップ剤など)などがあります。

錠剤がうまく飲めない場合は、簡易懸濁法によって水に溶かしてから内服する方法があります。しかし、水に溶かすことで薬効が変化する薬もあるため、注意が必要です。同様に、徐放剤(成分が徐々に放出される製剤)など、細かくつぶしてはいけない錠剤もあるため、使用上の注意をよく読んでおくことが重要です。

散剤がうまく飲めない場合は、オブラートに包んで飲む方法もあ

ります。水を入れた小皿の上にオブラートを浮かべ、その上に散剤を乗せます。爪楊枝などを使って散剤をオブラートで包み、スープを飲むように水ごと薬を飲みます。

嚥下能力が低下している患者さんには、服薬補助ゼリーなどの食品と一緒に内服してもらう方法もあります。

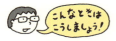

内服後の散剤の袋に薬が残ってしまっている！

☞ もともとの用量が少ないものほど、薬の効果が不十分となる可能性があります。内服後の包装に薬が残っていないか、内服後すぐに確認します。また1錠を1/2や1/4に分割した錠剤が、ほかの錠剤とともに袋に詰められている場合もあります。少量でも必要な薬なので、残っていた場合は、看護師に確認してから残りを内服してもらいます。

軟膏を塗りすぎて、患者さんの皮膚をベトベトにしてしまった！

☞ 余分な軟膏はティッシュなどで軽く押さえて取り除きます。軟膏やクリームを塗る量の目安は、手のひら2枚分のサイズの皮膚につき、示指（人差し指）の第1関節まで絞り出した量、1FTU（Finger Tip Unit）とされています。

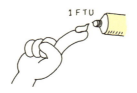

参考文献

1) 厚生労働省：新人看護職員研修ガイドライン 技術指導の例，2011（http://www.mhlw.go.jp/bunya/iryou/oshirase/dl/130308-2.pdf）.
2) 石塚睦子，黒坂知子：実習・臨床で必ず役立つ薬と注射の本 看護学生・新人看護師のためのわかりやすい与薬 第5版，16，医学評論社，2013.

IV 観察のポイント

1 バイタルサイン

「検温してきて」って言われたけど、何をすればいいの？

検温＝バイタルサイン（生命徴候）を測ることです。バイタルサインの測定の演習で、意識、体温、脈拍、呼吸、血圧の測り方や、その数値の見方などを学びましたね（表1）。

バイタルサインはその名の通り、「生きている徴」を数値で表したものです。患者さんの個別性によって多少の違いはありますが、この値が基準値と呼ばれる範囲内であるかを確認することは、患者さんの体調を把握する1つの目安になります。

表1 目安となる基準値と、同時に観察したい項目

項目	基準値	観察項目
体温（T）	36.0〜37.0℃	体熱感、顔色、悪寒、ふるえ、発汗
脈拍（P）	60〜80回/分 リズム・強弱・緊張度	めまい、動悸、息苦しさ
呼吸（R）	15〜20回/分 リズム・深さ	努力様呼吸の有無、息苦しさ 口唇・爪床の色、四肢末梢冷感の有無
血圧（Bp）	収縮期/拡張期 130/85 mmHg以下	顔色、頭痛
SpO_2	96〜99%または状態安定時との差が2%以内	口唇・爪床の色、四肢末梢冷感の有無

▶ バイタルサインの測定だけで終わらせない!

バイタルサインと同様に大事なことは、患者さんの訴えである主観的情報(S情報)と、視診や触診によって得られる客観的情報(O情報)です。

その日の体調、嘔気、嘔吐、腹部膨満感、腹痛、胸痛、食欲などの有無と、表情、顔色、口唇の色、四肢末梢冷感の有無なども一緒にチェックしておきましょう。

患者さんの多くが、検温は「看護師が大切な情報を集めていく時間」と考えています。そのため、普段は聞きづらい排泄や病状に関する質問をする絶好の機会といえます。

▶ 援助の前・後にもバイタルサイン測定

看護援助には清拭や洗髪、リハビリテーションなどの身体的な負荷がかかる援助や処置もあれば、身体活動量は少ないものの循環動態に影響を及ぼし、ことのほか身体負担が高まる関わりもあります。

身体的な負荷が予想される関わりの前・後にはバイタルサインを測定し、患者さんの体調をアセスメントしておきましょう。特に、衰弱が激しい患者さんや循環器に障害を持つ患者さんなどは、体調の変化を慎重にみていきます。

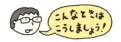

患者さんに「バイタルサインを測ります」と伝えたら、不思議そうな顔をされてしまった!

☞ バイタルサインという言葉は、専門用語です。「検温をしましょう」「体温、脈拍、血圧を測りましょう」などと伝えないと、患者さんは何のことだか意味がわかりません。

Ⅳ 観察のポイント

「呼吸を測りましょう」と伝えてから呼吸数を数えたら、患者さんの呼吸が浅く、速くなってしまった！

☞ 体温や脈拍、血圧の値は自分の意思では変えることができませんが、呼吸だけは、その速度や深さを変えることができます。患者さんが呼吸を測られていることを意識してしまうと、普段の自然な呼吸が観察できなくなってしまう可能性があります。呼吸数は脈拍を測るふりをしながら数えるなど、患者さんに呼吸を意識させない工夫が必要です。

血圧測定で、コロトコフ音が 0 mmHg まで聴取できた。記録に 0 mmHg と書いていいの？

☞ コロトコフ音が最後まで聴こえる患者さんは、スワンの第4点（音が急に小さくなる点）を「拡張期血圧」とします。例えば、第4点が 66 mmHg の場合、記録には「136/66/0 mmHg」と記載します。こうすると、ゼロまで聴こえていることがほかの人に伝わります。

数値の報告だけでは、アセスメントとはいえません！

「血圧は 110/60 mmHg でした」という報告だけでは、アセスメントとはいえません。これは、その患者さんにとって高いのか、低いのか、普通なのか、そこまでの判断が必要です。

バイタルサインの基準値は、あくまでも目安です。大切なのは「その人にとって、その値が適切なのか、どう変化したのか（あるいは変化しないのか）」です。

前述の例では、患者さんの普段の血圧が 110/60 mmHg であれば問題ありませんが、普段が 140/90 mmHg ならば血圧が低下しており、循環不全に陥っている可能性もあります。誤った判断を避けるためにも、前回の値や普段の値を確認してから血圧を測定しましょう。これは血圧だけでなく、ほかのアセスメントにも共通することです。

2 フィジカルアセスメント

体温、脈拍、呼吸、血圧。
そのほかは何を観察したらいいの？

　バイタルサインだけを測ってきて、ナース・ステーションに戻ってきてしまう学生がいます。せっかくベッドサイドに行ったのですから、検温を「全身観察の絶好のチャンス！」と捉えて、手と目と耳を使ったフィジカルアセスメントを行いましょう。
　患者さんの状態を把握するためには、胸部や腹部、神経学的所見の観察は欠かせません。

▶ 胸部の観察

　問診→視診→触診→打診→聴診の順で行います。胸部の観察では問診と聴診は必ず行いましょう。
①問診
　呼吸苦や胸痛がないかを必ず尋ねます。「息苦しくなることはないですか」「胸が締め付けられるような感じはありますか」などと尋ねると、答えやすいでしょう。
　注意したいのは、痛くないけれど、「違和感がある」という答えです。これも胸痛の一部ですので、こういった症状が急に出てきた場合には、看護師や教員に報告しましょう。
②聴診
　呼吸のアセスメントでは、呼吸音を聞きます。1箇所につき、吸気と呼気の呼吸の1サイクルを聴取します。ビデオやCDなどで正常音、副雑音を確認しておくとよいでしょう（表2）。

IV 観察のポイント

表2 副雑音の聴き分けポイント

主な疾患・病態	どんな音?	名称	この音が聴かれる理由
痰の貯留	ボーボー	類鼾音（るいかんおん）	太い気管支に部分的な狭窄、つまり痰などがある。
気管支喘息	ヒューヒュー	笛声音（てきせいおん）	喘息発作などで狭窄した細い気管支を空気が通るため笛のような高い音がする。
肺水腫 肺炎 慢性気管支炎	ブクブク ボコボコ	水泡音	細い気管支や肺胞に水分がたまり、そこを空気が通るため、小さい泡がはじけるような音がする。
間質性肺炎 肺気腫、COPD	バリバリ チリチリ	捻髪音（ねんぱつおん）	線維化した肺胞が膨らむために生じる。

[肺野の聴診例]

　肺野全体を①まんべんなく、②左右を交互に比べながら、③副雑音に注意しながら、聴診していきます。

　前胸部では、鎖骨より上にある肺尖部や側胸部の聴診を忘れずに行います。背部では肩甲骨の上を避けて聴診し、特に下葉部分で副雑音が聴かれないか確認します。

　口や鼻から呼吸する音が入り込まないように、患者さんには「口を軽く開けて、大きめの呼吸を繰り返して下さい」と声をかけるとよいでしょう。

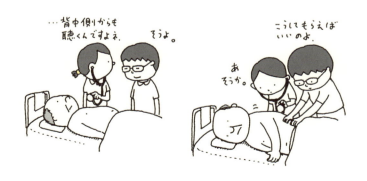

本来は聴取できた音の性質から疾患や病態を探るのですが、難しいようなら 表2 を参考に、患者さんの疾患や病態から聴かれそうな音を把握して、聴診してみましょう。
　肺野の聴診では、左右交互に聴診器を当てて左右を比較します。このとき、必ず「息を吸って・吐く」の1サイクルずつ聴いていきます。特に寝たきりの患者さんでは、沈下性肺炎など背部側の肺炎を引き起こすこともあるため、側臥位をとってもらい前胸部からだけでなく、背部からもしっかりと聴診を行います。側臥位をとるのが難しければ、マットレスを押し下げながら背中の下に聴診器を差し入れて聴診を行います。

▶ 腹部の観察

　腹部は、問診→視診→聴診→打診→触診の順で行います。腹部の診察では聴診よりも、触診や打診が大切です。胸部の診察とは順序が違うので注意しましょう。
　まず、患者さんに痛みのある部位を問診し、その部位を最後に観察するようにします。痛みのある部位に触れた刺激で、その後の観察が続けられなくなることを防ぐためです。また打診や触診の刺激で腸が動き出して蠕動音が増加してしまうのを防ぐため、聴診を先に行います。
　実施前には排泄を済ませているか確認し、腹部の触診時は患者さんに膝を立ててもらい、腹筋の緊張をゆるめておくことも忘れないようにしましょう。

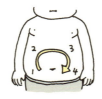

診察の順番は
腸の走行に沿って．

IV 観察のポイント

脳神経の観察

　脳梗塞や脳出血などの患者さんでは、脳神経系の神経学的所見に関するアセスメントを行います。

　意識レベル（JCS：Japan Coma Scale、GCS：Glasgow Coma Scale）のほかに、瞳孔異常の有無（対光反射、瞳孔径）、麻痺の有無と程度（バレー徴候）、筋力低下の有無と程度（MMT：Manual Muscle Testing 徒手筋力検査法）が主な項目となります。

　また、小脳に障害のある場合は運動失調の有無と程度（急速回内回外運動、指鼻（ゆびはな）試験、踵脛（かかとすね）試験）を観察するなど、脳の障害部位に合わせたフィジカルアセスメントを用います。神経学的所見のアセスメントの詳しい方法に関しては、テキストや参考書を参考にして下さい。

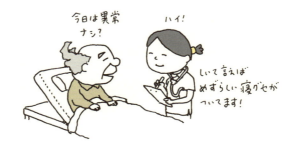

3 検査値をみるときのポイント

どんな患者さんでも見ておいたほうがいい
血液検査の項目ってあるの？
検査値から、何がわかるの？

　受け持ち患者さんが血液検査を受けたみたいだけれど、検査値がずらっと並んでいて、いったい何を見たらいいのかわからない…。
　はじめのうちは、たくさん並んでいるアルファベットの略語に戸惑うかもしれません。検査値のテキストや疾病に関するテキストを参考にしながら、1つひとつ確認していきましょう。検査値が「読める」ようになると、患者さんの疾患や状態が「見えて」きますよ。

検査データをアセスメントに生かそう

　表3 に示した基準値は目安です。詳しくは検査のテキストなどを参考にして下さい。
　また、これらは血液検査のほんの一部なので、このほかにも検査している項目があれば、経過を観察します。受け持ち患者さんに合わせ、必要な検査データも収集して、アセスメントに生かしましょう。

IV 観察のポイント

表3 アセスメント別 必要な血液検査データ

アセスメント	検査データ	略語	基準値の目安	なぜこの項目をみるの？
呼吸状態・貧血症状	動脈血酸素分圧	PaO_2	100 mmHg	動脈血中の酸素や二酸化炭素の分量は、呼吸状態を反映する。
	動脈血二酸化炭素分圧	$PaCO_2$	36～44 mmHg	
	赤血球数	RBC	男性427～570×$10^4/\mu L$ 女性376～500×$10^4/\mu L$	貧血があると、酸素を運ぶヘモグロビンが少なくなっているため、呼吸に影響が生じる。
	ヘモグロビン	Hb	男性13.5～17.6 g/dL 女性11.3～15.2 g/dL	
出血傾向	血小板数	Plt	15～35×$10^4/\mu L$	血小板は出血を止める働きがあるため、少ないと出血しやすくなる。
炎症徴候	C反応性タンパク	CRP	0.3 mg/dL以下	身体のどこかに炎症があると、数値が上昇する。
	白血球数	WBC	4,000～8,000/μL	免疫を司っているため、菌やウイルスの侵入により、数値が上昇する。
栄養・食事	血清総タンパク	TP	6.3～7.8 g/dL	タンパク質は身体の組織を作る素になる。
	血清アルブミン	Alb	3.7～4.9 g/dL	
血糖値	グルコース	BS	70～110 mg/dL	インスリンが正常に働いて、糖代謝機能が保たれているかを把握する。
	ヘモグロビンA1c	HbA1c	（NGSP値）4.6～6.2%	

3 検査値をみるときのポイント

アセスメント	検査データ	略語	基準値の目安	なぜこの項目をみるの？
肝機能	ALT（GPT）	ALT（GPT）	6〜43 IU/L/37℃	肝臓機能に障害がないかを確認する。薬剤やアルコールなどの影響により肝臓が障害されると、これらの数値が上昇する。
	AST（GOT）	AST（GOT）	11〜33 IU/L/37℃	
	γ-GTP	γ-GTP	男性10〜50 IU/L 女性9〜32 IU/L	
排泄：尿	血中尿素窒素	BUN	9〜21 mg/dL	腎臓機能に障害がないかを確認する。腎障害があると、これらの数値が上昇する。
	血清クレアチニン	Cr	男性0.65〜1.09 mg/dL 女性0.46〜0.82 mg/dL	
	クレアチニンクリアランス	Ccr	91〜131 mL/分	
電解質	ナトリウム	Na	135〜149 mEq/L	電解質の代謝機能に異常がないかを確認する。高齢者は低Na血症になりやすいため注意が必要。
	カリウム	K	3.6〜5.0 mEq/L	
	塩素（クロール）	Cl	96〜108 mEq/L	

[**参考文献** 高久史麿 監修：臨床検査データブック 2013-2014, 医学書院, 2013.]

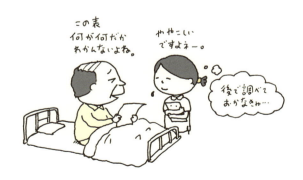

V アクシデント

1 受け持ち患者さんが急変！

受け持ち患者さんの状態が
なんだかおかしい…
もしかして、これが「急変」?

　実習中に、受け持ち患者さんの具合が急に悪くなることがあります。これを「急変」と呼び、意識低下や呼吸困難、胸痛などが急激に起こり、患者さんの全身状態が悪化することを意味します。顔が真っ青になり、ゼーゼー、ハーハーと苦しそうな様子をイメージするかもしれませんが、いつも"わかりやすく"急変するとは限りません。

　たいていは、「さっきまでおしゃべりしていた患者さんが、いくら揺すっても起きない」「眠っていると思ったけど、唇の色味がなくて顔がなんだか青白い。呼吸が静かすぎる？」など、「あれ？何かおかしい」と思う程度の変化です。患者さんが急変してしまったときは、どのように対応すればよいのでしょうか。

Step 1 人を呼びましょう

　まず、できるだけその場を離れずに人を呼びます。「患者さんが急変しています！」「誰か来て下さい！」などと声をかけます。ベッドサイドであれば、すぐにナースコールを押して「△号室の○○さんが急変しています。すぐに来て下さい」と伝えましょう。

Step 2 意識を確認しましょう

すぐに意識を確認します。耳元で「○○さん、聞こえますか？」と言っても反応がない場合は、肩を叩いたり、身体を揺すりながら声をかけます。それでも反応がない場合は、ペンライトで瞳孔の大きさ（左右差）と対光反射を確認します。脳出血などで脳に障害が起きた場合は、瞳孔不同や対光反射の喪失がみられることがあります。

Step 3 呼吸と脈拍を大まかに把握しましょう

次に、息をしているかどうか、呼吸状態を確認します。
　この段階で1分間測定する時間の余裕はありません。リズムや深さを観察します。同時に、患者さんの手首の橈骨動脈で脈をみます。あわてずに3本の指で触知できたら、早すぎたり遅すぎたりしないか、リズムは一定か、弱くなっていないかなど、いつもの脈と違う感じがないかを確認します。ここは時間との勝負です。大まかに呼吸、脈拍を捉えながら、Step 4の血圧測定を行います。

Step 4 血圧を測定しましょう

すぐそばに血圧計があれば、血圧を測ります。血圧が低すぎると聴診器でコロトコフ音が聴こえないことがあります。その場合も落ち着いて、触診法を使って収縮期血圧を測ります。血圧値は忘れないようにメモをとりましょう。

Step 5 呼吸と脈拍を正確に測定しましょう

看護師が到着するまでに、先ほど大まかに把握しておいた呼吸と脈拍を1分間ずつ、しっかり測定します。

V アクシデント

Step 6 看護師に報告しましょう

看護師が到着したら、これまでの経過と測定したバイタルサインの値を報告します。看護師は患者さんの対応を第一優先に動きますので、邪魔にならないようにします。

「救急カート！」「○○先生呼んできて」「△△とってきて」などと指示されることもあるので、素早く対応します。そのためにも救急カートの設置場所は、実習開始時に確認しておきましょう。また、「○○先生ってどの先生？」「△△ってなんだろう？」などと思うかもしれませんが、まずはナース・ステーションに駆け込んで（急ぐが走らないこと）、その場の看護師に聞きながら対応します。

Step 7 家族の方への対応

急変の際は数人で処置を行うため、広いスペースが必要となります。患者さんの家族がそばにいる場合は、一度廊下や待合所などでお待ちいただくよう声をかけます。「落ち着いたら、また声をおかけします」の一言も忘れずに添えましょう。

場合によっては、CTやX線などの緊急検査が必要になるので、搬送など手伝えるところは積極的に声をかけて行いましょう。

患者さんは、「いつでも、どこでも」よく転びます

転倒は、よくあるアクシデントです。高齢患者さんはもちろん、中高年の患者さんも慣れない環境や体力の低下から転倒する可能性は大いにあります。

動作の開始時や急な方向転換、わずかな段差、濡れた床など、本人が危ないと予測できていないとき、動作を意識できていないときに転びやすくなります。

排泄に関係した転倒は特に多く、「トイレに行こうと焦ってしまった」「排泄を済ませ立ち上がろうとしたら立ちくらみがした」など、その原因は様々です。「お手洗いは大丈夫ですか？」「立ち上がるときは必ず手すりにつかまって下さいね」などの転倒を予測した声かけ、余裕を持った介助が大切です。

もし転倒してしまったら、急変時と同じように対応しましょう。

2 暴力・セクシャルハラスメント

暴力？ セクハラ？
まさか、私の受け持ち
患者さんに限って…

　暴力をふるったりセクシャルハラスメント（セクハラ）をする可能性のある患者さんを受け持ちにしないよう、臨地実習指導者も教員も十分注意しています。しかし、看護学生が患者さんから暴力やセクハラを受けることを完全に防ぐことはできません。

　暴力には、叩く、つねるなどのほかに、殴る、蹴る、かみつく、髪の毛を引っ張る、物を投げる、壁や机を激しく叩く、唾を吐きかける…などがあります。

　「ばかやろう」「あほ」「てめえ」「殺すぞ」などの暴言を浴びることもあります。これらは、いわば精神的暴力です。

　セクシャルハラスメントでは、胸やお尻を触られる、抱きつかれる以外にも、車いす移乗のときに耳にキスされる、性的なことを言われる（「胸が大きいね」「いい身体してるね」）、陰部を見せつけられる…などがあります。

　十分に気をつけていても、暴力やセクハラを受ける可能性はあります。被害にあってしまったときは、以下のように対処します。

Step 1 「やめて下さい」と言いましょう

　患者さんに悪いと思う必要はありません。「やめて下さい」の一言を伝えましょう。特に暴言やセクハラの場合は、患者さん自身が気づいていないこともあるので、嫌な思いをしたということをはっきりと伝えましょう。

V アクシデント

Step 2 ▶ その場から離れましょう

　暴力の場合は、すぐにその場から離れて、応援を呼びます。セクハラの場合も、患者さんの安全を確認したら、すぐにその場から離れます。1人で対応しようとしないこと、その場から離れることは、さらなる被害にあわないために重要です。

Step 3 ▶ 教員や看護師に相談しましょう

　被害にあったら、まず誰かに話しましょう。一番よくないのは、1人で抱え込んでしまうことです。「これくらいのことだからいいや」とやり過ごしてしまうと、後で思い出してつらくなったり、さらなる被害者を増やす可能性があります。
　教員や看護師に報告して、今後の対応策を考えてもらいます。受け持ち患者さんから被害にあった場合は、受け持ちを継続しないということが多いようです。

Step 4 ▶ 忘れられず、嫌な思いが続くときは

　学校にカウンセリングなどの心理的サポートがあれば、利用しましょう。心理的なサポートをしてくれる窓口や連絡先がわからなければ、教員や学校に聞いてみて下さい。自分の感情を無理に押さえ込むことはやめましょう。誰かに悩みを聞いてもらうことで、気持ちが少しずつ軽くなります。

もしも友達に打ち明けられたら？

　暴力やセクハラにあった友達から、被害の事実を打ち明けられることもあるかもしれません。
　そのときは、話をよく聞いた上で、「○○さんはとても嫌な思いをしたんだね。大変だったね」と本人の気持ちを受け止めましょ

う。そして「また、○○さんがまた嫌な思いをしたり、同じ思いをする人が増えたりしないように、このことは先生に伝えたほうがいいと思う。もしよかったら、一緒について行くこともできるし、代わりに私から先生に伝えることもできるよ」などのアドバイスをします。

　大切なのは、2人だけの秘密にしないことです。教員や看護師に伝えないままでいると、悩む人が1人増えただけで終わってしまい、何の解決にもなりません。

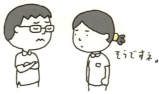

被害にあわないために

　性的なことを連想させるもの（過度なメイクや短いスカートなど）を避け、実習着をきちんと着ましょう。
　また、被害にあったら必ず報告しましょう。
　どんなに気をつけていても、本人にまったく落ち度がなくても、被害にあう可能性がゼロにならないのが暴力やセクハラです。その後の対応をしっかりと行い、被害を最小限にとどめることが大切です。

VI 実習記録の書き方

文章を書くのが苦手。
箇条書きばかりになってしまって、
伝わる文章表現ができない。

　実習中の記録といえば、看護過程、毎日の行動計画とその実施記録、日々の振り返り文書、実習の最終レポート、ポートフォリオなどがあります。
　また、必ずしも提出する必要がない実習前・中・後の学習ノート、カルテ情報や患者さんと話した内容のメモ書き（情報収集用のメモ帳など）も記録の1つとして捉え、自分以外の人にも読まれることを念頭に、匿名性を保持し、丁寧な文体と字で記録しておきましょう。
　なぜなら、事前学習の提出を教員や看護師に求められることもありますし、メモ書きをメモ帳ごと落としてしまった場合、それは単なるメモ帳の紛失ではなく、記録物の紛失という重大な事故として扱われることになるからです。

> **実習記録は、メールやつぶやきとは違います！**
>
> 　公的な記録である実習記録に、顔文字 (^_^) や (笑) は必要ありません。メールや twitter の表現に「読みやすさ・伝わりやすさ」のルールがあるように、一般の文章表現にもルールがあります。
> 　LINE、twitter のつぶやきなどの表現に慣れてしまい、基本的な文章作法を守れない人も増えているようです。一字下げや句点・読点の使用法などの基本はもちろん、段落や章立てなどの構成ルールも含め、復習しておきましょう。

文章作法を復習しよう

基本的なルールをいくつか紹介します。

①読みやすい字で書こう！

　提出物はもちろん、自己学習ノートなども急に提出を求められことがあります。そんなときでもあわてないように、読みやすい丁寧な字で書きましょう。これこそ基本の"き"です。

②改行後は字下げする

　改行後の行頭の文字は前の行よりも1字下げます。これにより段落（パラグラフ）が変わり、「ここからは違う話題になります」ということが明確になります。

③句点や読点をしっかり打つ

　句点（。）は文章の終わりに打ちます。箇条書きなどにはなくてもよいのですが、「付ける、付けない」は統一しましょう。

　読点（、）の位置や使用頻度の判断に困った場合は、書き上げた文章を声に出して呼んでみましょう。自然な流れで読め、息継ぎがちょうどよくできるか、聞いている側に内容が正しく伝わるかが目安になります。

④会話のかぎカッコ（「」）の中以外で？や！を使わない

　会話文の中で「今日の夕飯は何かな？」「痛いっ！」などと使うのは問題ありません。しかし、実習記録やアセスメントの中で「発熱があるのは肺炎のためか？」「患者さんが転んだのでびっくりした！」などのように書くことはやめましょう。

⑤文体を使い分ける

　文体には敬体と常体があり、目的や状況によって向き・不向きがあります（表1）。実習中の記録のほとんどは、説得力もあり簡潔な常体の「である調」で書きます。重要なことは、文章の中では文体を統一することです。

VI 実習記録の書き方

表1 文体の使い分け

文体		特徴	向いている文
敬体	です・ます調	丁寧な印象となる 柔和な印象となる	説明文、患者さん用パンフレットなど
常体	だ調	説得力がある	小説、新聞記事など
	である調	断定的である 簡潔な文章になる	看護過程、実習記録、レポート、論説文、箇条書き、注意事項など

個人情報の取り扱い

▶実習記録の置き忘れ、軽く考えていませんか？

　コンビニエンスストアで授業ノートのコピーを取り、コピー機に原本を挟んだまま忘れて、あわてて取りに行った経験はありませんか？　今までならば、自分が困るだけでした。

　しかし、実習記録やメモ帳には受け持ち患者さんの個人情報が記載されており、それらが漏洩した場合には、学校や病院も巻き込んだ大きな倫理的問題に発展する恐れがあります。

　受け持ち患者さんには、実習で協力いただく内容をあらかじめ説明し理解を得た上で、同意書などを通じて了解の意思表示をいただいています。同じく学生に対しても、患者さんの個人情報の保護のための匿名性を守り、実習で知り得た患者さんの情報を他者に漏洩しないという守秘義務について契約書を交わす学校も増えています。

　情報の漏洩が起こると、患者さんに不利益をもたらすだけではなく、医療者と患者・家族との間の信頼が損なわれます。不信感はまた、新たな不利益を患者さんにもたらすかもしれません。

▶加害者にならないために

- 個人が特定されないように、すべての記録物で匿名性を守る。
  - 例　氏名や年齢を明確に記載しない。Ｙさん（患者氏名とは関連のないアルファベットを使用）、5X歳もしくは50歳代などとする。

- レストランや通学途中の車内で、記録を書かない・読まない・話さない。
- コンビニエンスストアなどでコピーを取らない。学内のコピー機を使用する。
- 実習記録の入った USB メモリーなどは、絶対に紛失しない。必要以上に持ち歩かない。
- 実習記録、カルテ、電子カルテを開いたまま席を立たない。
- 車内や道端で、ほかの人と患者さんの話をしない。
- Facebook、LINE、twitter など SNS 上では、患者さんや病院のことに触れてはならない。

最後の 2 点は実習記録とは直接関係ありませんが、うっかり忘れてしまいがちなので、注意が必要です。

看護の専門用語を使おう

▶臨地の「生きた言葉」を学ぶ

仰臥位、落屑、罨法、眩暈、嗄声、噯気、会陰、蠕動…これらの漢字が読めますか？*　看護の専門用語には、高校までに習った漢字の知識では読み取れないものがあります。

言葉は生き物なので、誰も使っていない難しい専門用語をあえて使う必要はありません。しかし、多忙な臨床で専門家同士の情報交換を円滑にしている「生きた言葉」を、学んでおくと便利です。

▶まずは漢字を読む勉強から

漢字は、見れば意味が何となくわかる、すぐれた記号です。「仰臥位…仰いで、臥した、位置、だから…仰向けに寝ることかな？」とある程度は想像がつきますね。読みは"ギョウガイ"です。

看護師がギョウガイと話したときに"仰臥位"という漢字が浮かぶと、自然と意味はわかるようになります。まず漢字を読む練習から始めましょう。 表2 に、読み方が難しい専門用語の例をあげています。意味がわからない語があれば、辞書で調べておきましょう。

*ぎょうがい、らくせつ、あんぽう、げんうん、させい、あいき、えいん、ぜんどう

VI 実習記録の書き方

　また、実習記録をパソコンで作成する場合、読み方がわかればキーが打て、専門用語で記録ができます。看護の語彙、略語（表3）を少しずつ増やして、記録に生かしていきましょう。
　ただし、「患者さんに、仰臥位はつらくないか、聞いてきて」と言われても、患者さんにそのまま専門用語を使わないこと。「仰向けで寝ているのは、つらくはありませんか？」と、専門用語から一般的な言い回しへの変換を忘れないようにしましょう。

表2 読み方に迷う看護の専門用語

漢字	読み仮名	漢字	読み仮名	漢字	読み仮名
踵骨	しょうこつ	誤嚥性肺炎	ごえんせい はいえん	齲歯	うし
咳嗽	がいそう	落屑	らくせつ	睫毛反射	しょうもう はんしゃ
良肢位	りょうしい	起居動作	ききょ どうさ	廃用性萎縮	はいようせい いしゅく
宿主	しゅくしゅ	罨法	あんぽう	含嗽	がんそう
稽留熱	けいりゅう ねつ	蠕動運動	ぜんどう うんどう	床頭台	しょうとう だい
呂律	ろれつ	擁護	ようご	概日時計	がいじつ どけい
脆弱性	ぜいじゃく せい	食塊	しょっかい	咀嚼障害	そしゃくしょうがい
易疲労感	い ひろうかん	疥癬	かいせん	不顕性感染	ふけんせい かんせん

表3 よく使う略語

略語	意味	略語	意味
T, KT, BT	体温（Body）Temperature	Aライン	動脈（Artery）経路
R	呼吸 Respiration	Vライン	静脈（Vein）輸液路
Bp	血圧 Blood Pressure	DM	糖尿病 Diabetes Mellitus
P	脈拍 Pulse	HT	高血圧 Hypertension
HR	心拍数 Heart Rate	Ca	がん Cancer、Carcinoma

COLUMN 03

カンファレンスも実習の一部です！

　カンファレンスとは、問題点や改善したい事柄についてほかの人の意見を聞いて情報を共有し、解決策を見いだすために話し合うことです。
　実習で体験するカンファレンスには、「ケースカンファレンス」（受け持ち患者さんの看護について意見交換する）や、「最終カンファレンス」（実習終盤に、全体の振り返りや学んだことを確認する）、「困ったことを話し合うカンファレンス」（例えば、治療を拒否している受け持ち患者さんとの関わりについて話し合う）などがあります。
　看護師も問題の発見や解決、業務の改善などのためにカンファレンスを開くことは多く、定期的に看護師間のみでなく他職種と共に話し合う機会を設けています。将来、職場で起こる問題解決の一端を担えるよう、学生の頃から積極的に参加しましょう。

カンファレンスでの役割

メンバー	役割
参加者	＊テーマと目的を理解し、必要に応じて事前学習をしておく ＊活発に意見を出し合い、建設的な場になるよう努力する ＊メンバーの発言を認め、みんなが発言しやすい場を作る
司会者	＊テーマ・時間・場所を事前に提示する ＊司会進行 　・参加者に発言を促す 　・テーマから大きく外れないように、内容をコントロールする ＊教員にアドバイスをもらう ＊時間の管理
書記 （必要時）	＊討議内容を記録する ＊司会者をサポートする ＊参加者としても発言する ＊終わりにポイントをまとめる
事例提供者 （ケースカンファレンスの場合）	＊事例をわかりやすく参加者に説明する ＊必要に応じて資料を作成し、配付する

VII ホームへ帰還

今日も1日、終わったぁ！
さあ、家に帰ろうっと。
あれ？ でも何か忘れているような…

緊張し通しのアウェイ（臨地）での1日を終え、よくなじんだホームグラウンドへ帰れると思うと、ちょっと気が緩んでしまいます。

でも、帰る前にもう一度、身の回りを確認しましょう。今日の実習を終えたら、臨地を美しく去ることも肝心です。

▶忘れ物はないですか？

①ログアウトの確認

　病院で利用した電子カルテ、図書検索サービスなど、パスワードを使ってログインしたシステムからログアウトしたか、確認しましょう。

②ポケットを点検する

　体温計、患者さんのIDカード、使わなかった個包装のアルコール綿、後で調べようと取っておいた内服薬の包装シートなど、更衣室で発見することがあります。病棟を出る前に一度、実習着のポケットを確認しましょう。

③病原菌を"お土産"にしない

　目に見えないMRSA（メチシリン耐性黄色ブドウ球菌）などの病原性微生物をお土産に持ち帰ってはいけません。臨地で使ったマスクは臨地で廃棄して下さい。折りたたんでポケットに入れ、電車に乗ったらまた着けよう！ などは、医療者失格の行為です。

　臨地を去る最後の最後に手を流水でしっかり洗い、さっぱりと気持ちを切り替えて臨地を後にしましょう。

▶ 家に帰ったら

電車に揺られ居眠りをして、実習記録や実習着を網棚に忘れた！などの事故は意外に多いもの。最後まで気を抜かずに無事に帰宅できたら、ひと安心です。まずは自分の家でリラックスしましょう。

慣れない環境で終日実習するのですから、自分では気づかない間に緊張し、疲労をためているはずです。足がパンパンに浮腫（むく）んだ、踵（かかと）が痛い、なんてこともあるでしょう。

予習や復習は大切ですが、しっかり身体と心を休めましょう。食事をとって、お風呂に入り、よく眠って、明日に備えて下さい。

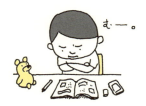

▶ 自宅での情報管理

家で実習記録を行う場合も気をつけてほしいことがあります。例えば、机に記録を開いたまま長時間放置した場合、家族が読んでしまう恐れや他の書類などと混ざって紛失してしまうことがあります。日頃は相談に乗ってもらえる身近な家族でも、受け持ち患者さんの情報を漏洩してはいけません。記録用紙同様、メモ帳なども十分注意して取り扱って下さい。

また、看護展開の進捗やメモ帳に書いた情報を、実習グループのメンバーに携帯電話（写メール、ラインなど）で送ることも情報漏洩につながる恐れがあります。便利なツールですが、患者さんの情報のやりとりには不向きです。

COLUMN 04

おやすみ前のセルフ・モニタリング

布団に入って休む前に、自分の状態をチェックしてみましょう。
実習中は、ゆっくり立ち止まって考えることは難しいもの。
1日1回は、自分を見つめる時間も必要です。

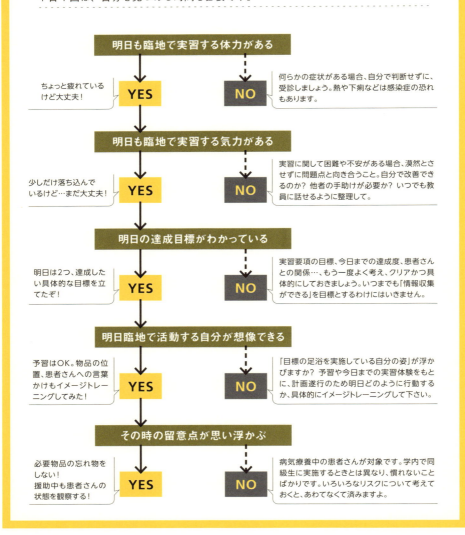

臨地で人の死に触れる

　患者さんが亡くなったとき、最後に看護師が提供できるケアとして、エンゼルケアがあります。亡くなった患者さんの身体を清め、化粧をする、傷口をカバーするなどの処置をするだけでなく、残された家族へのケアとしても重要視されています。

　受け持ち患者さんが逝去された場合などは、学生も看護師や家族と一緒に援助することがあります。「悲しみの気持ちが強い」「頭が混乱している」「怖い」などの場合は、断ってもかまいません。教員や指導者に、素直にその気持ちを話して下さい。

　エンゼルケアに携わるときは、実習でお世話になった感謝の気持ちを込めて、死後も尊厳を持つ1人の人間として、生きているときと同じように患者さんを気づかいましょう。

　ケアを終えた後に患者さんのことを思い出して、つらくなることもあります。人の死に触れたのですから当然です。個人情報に関わることですから誰にでも話してよいというわけではありませんが、担当教員、指導者、看護師、学校でいつも相談している教員などに声をかけてみて下さい。きっと力になってくれます。

[**参考文献** 小林光恵：説明できるエンゼルケア40の声かけ・説明例，医学書院，2011.]

付録

話題作りツール

「開口一番、患者さんと何を話そうかな？今日は病気の話から少し離れて、患者さんの理解を深める時間を作りたい」。
　そんなときに、歳時や季節の花、旬の食べ物などを知っていると、話のきっかけが作れます。Webにも様々な記念日や興味深い時事情報が公開されていますので、検索してみて下さい。

1月　睦月（むつき）
元旦：1日、人日（じんじつ）の節句（七草粥を食べる）：7日、鏡開き：11日、成人の日：第2月曜日、相撲一月場所（初場所）
花：梅、シクラメン、山茶花、水仙
魚：鰤（ぶり）、金目鯛（きんめだい）、キンキ、アンコウ、鱈（たら）、ひらめ、牡蠣（かき）、ホタテ
農作物：白菜、ネギ、春菊、ほうれん草、小松菜、水菜、菜の花、みかん

2月　如月（きさらぎ）
立春（春の始まり）：4日頃、建国記念の日：11日、天皇誕生日：23日
花：福寿草、雪割草（ゆきわりそう）、梅、クロッカス、シクラメン、水仙、クリスマスローズ
魚：ワカサギ、キンキ、アンコウ、鱈（たら）、牡蠣、ホタテ
農作物：ふきのとう、菜の花、セロリ、カリフラワー、ブロッコリー、白菜、みかん

3月　弥生（やよい）
桃の節句（ひな祭り）：3日、春分（昼と夜の長さがほぼ同じ日）：21日頃、
春の高校野球（選抜大会）：春分の日頃から、相撲三月場所（春場所、大阪場所）
春のお彼岸（太陽が真西に沈む日。お墓参りや先祖供養（じんちょうげ）を行う）：18〜24日頃
花：桃、しだれ桜、沈丁花（じんちょうげ）、ヒヤシンス、こぶし、ユキヤナギ、タンポポ
魚：鰊（かずのこ）（にしん）、鱒（さわら）、サヨリ、ニジマス、ハマグリ
農作物：アスパラ、春キャベツ、タケノコ、ふきのとう、土筆（つくし）、菜の花、ウド、苺（いちご）

4月　卯月（うづき）
エイプリルフール：1日、昭和の日：29日（旧みどりの日、昭和天皇誕生日）
花：桜、椿、かすみ草、スミレ、チューリップ、木蓮（もくれん）、花水木（はなみずき）
魚：鰆（さわら）、初鰹（はつかつお）、鰊（かずのこ）（にしん）、サヨリ
農作物：タケノコ、タラの芽、春キャベツ、ウド、蕗（ふき）、わらび、新玉ねぎ、グリンピース、苺（いちご）

5月　皐月（さつき）
八十八夜（立春から88日目）：2日頃、憲法記念日：3日、みどりの日：4日、端午の節句（こどもの日）：5日、立夏（夏の始まり）：6日頃、母の日：第2月曜日、相撲五月場所（夏場所）
花：サツキ、ツツジ、薔薇（ばら）、アヤメ、カキツバタ、カーネーション、スズラン、牡丹（ぼたん）、藤（ふじ）
魚：初鰹（はつかつお）、トビウオ、イサキ、鱒（ます）
農作物：空豆（そらまめ）、ジャガイモ、ウド、蕗（ふき）、わらび、グリンピース、じゅんさい

6月 水無月（みなづき）	衣替え（夏服）：1日、父の日：第3日曜日 夏至（昼が最も長く、夜が短い日）：6月21日頃 花：紫陽花、ユリ、露草、水芭蕉、ラベンダー、花菖蒲 魚：鮎、鯵、穴子、鱧、鱚、トビウオ 農作物：おくら、カボチャ、ピーマン、空豆、サクランボ、びわ、メロン
7月 文月（ふみづき）	七夕：7日、お盆（旧暦盆）：15日、海の日：第3月曜日、相撲七月場所（名古屋場所）、花：朝顔、鬼灯、クチナシ、ムクゲ、キキョウ、ひまわり、睡蓮、月見草 魚：鱧、穴子、鰻、鮎、鱧、鱚、トビウオ 農作物：トウモロコシ、枝豆、キュウリ、トマト、なす、ゴーヤ、ミョウガ、スイカ
8月 葉月（はづき）	暑中見舞い（〜7日まで）、立秋（秋の始まり）：8日頃、 残暑見舞い（8日〜8月末日まで）、夏の高校野球（全国大会）：8日頃から、 山の日：11日、お盆（新暦盆、月遅れ盆）・終戦記念日：15日 花：ひまわり、朝顔、フヨウ、時計草、睡蓮、月見草 魚：太刀魚、鱧、トビウオ、戻り鰹、あわび 農作物：トウモロコシ、枝豆、キュウリ、トマト、なす、ゴーヤ、桃、イチジク
9月 長月（ながつき）	十五夜（お月見・中秋の名月）：中〜下旬ごろ、敬老の日：第3月曜日、 秋分（昼と夜の長さがほぼ同じ日）：23日頃、秋のお彼岸（太陽が真西に沈む日。 お墓参りや先祖供養を行う）：9月20日〜26日頃、相撲九月場所（秋場所） 花：彼岸花、萩、菊、秋桜、ダリア、キンモクセイ、ススキ 魚：秋刀魚、鯖、戻り鰹、鰯、鮭 農作物：里芋、なす、カボチャ、梨、ぶどう、かぼす
10月 神無月（かんなづき）	衣替え（冬服）：1日、十三夜（後の月）：中旬頃、スポーツの日：第2月曜日 花：秋桜、キンモクセイ、菊、お茶の花、リンドウ、ススキ 魚：秋刀魚、鯖、ハマチ、ししゃも、鮭、イカ、鰊、真鯛 農作物：ゴボウ、サツマイモ、里芋、椎茸、松茸、柿、栗
11月 霜月（しもつき）	文化の日：3日、立冬（冬の始まり）：7日頃、七五三：15日、 勤労感謝の日：23日、相撲十一月場所（九州場所） 花：菊、紅葉、ヒイラギ、山茶花、寒椿、ぼけ 魚：鯖、ハマチ、キンキ、鮭、鰊、はたはた、ししゃも、ズワイガニ 農作物：新米、レンコン、里芋、白菜、ネギ、小松菜、春菊、柿、りんご
12月 師走（しわす）	煤払い（煤や塵を払い掃除する日）：13日、冬至（夜が最も長く、昼が短い日）：22日頃、大晦日（大祓）：31日 花：ポインセチア、シクラメン、水仙、寒椿、山茶花、蝋梅 魚：鰤、アンコウ、鱈、ひらめ、キンキ、牡蠣、ホタテ 農作物：里芋、大根、白菜、ネギ、春菊、ほうれん草、小松菜、水菜、柚子

索引

▶数字、ギリシャ文字
1FTU 89
1処置、2手洗い 45
γ-GTPの基準値 99

▶欧文

A
ADL（日常生活動作） 22
Alb（血清アルブミン）の基準値 98
ALT（GPT）の基準値 99
AST（GOT）の基準値 99

B
BADL（基本的日常生活動作） 22
BS（グルコース）の基準値 98
BUN（血中尿素窒素）の基準値 99
B型肝炎 14, 15

C
Ccr（クレアチニンクリアランス）の
　基準値 99
Cl（塩素）の基準値 99
CRP（C反応性タンパク）の基準値 98
Cr（血清クレアチニン）の基準値 99
CT検査 73

H
Hb（ヘモグロビン）の基準値 98
HbA1c（ヘモグロビンA1c）の基準値
　　　　　　　　　　　　　　　98
HOT（在宅酸素療法） 22

I
IADL（手段的日常生活動作） 22
ICU（集中治療室） 29

K, N
K（カリウム）の基準値 99
Na（ナトリウム）の基準値 99

O
O情報 91
Oデータ 38

P
PaCO$_2$（動脈血二酸化炭素分圧）の
　基準値 98
PaO$_2$（動脈血酸素分圧） 80
　――の基準値 98
Plt（血小板数）の基準値 98
PPE（個人防護具） 46
PTPシート 85

R, S, T
RBC（赤血球数）の基準値 98
SpO$_2$（経皮的動脈血酸素飽和度） 80
　――の基準値 90
S情報 91
Sデータ 38
TP（血清総タンパク）の基準値 98

W, X
WBC（白血球数）の基準値 98
X線検査 73

▶和文

あ
朝の報告 35
アナフィラキシーショック 88
安全な与薬のための6R 84

索引

い
意識レベル　96
一部介助　22
陰部洗浄の湯温　56
インフルエンザ　14, 15

う
ウイルス排出期間　11
受け持ち患者の選出　19
運動失調　96

え
炎症徴候　98
エンゼルケア　115
塩素（Cl）の基準値　99

お
おいしく食べるための儀式　47
おたふくかぜ　12, 13
オペ室　29
オムツ　59, 61, 62, 64

か
拡張期血圧　92
活動の援助　66
カテーテルチップ　50
カリウム（K）の基準値　99
顆粒剤　88
簡易懸濁法　88
肝機能　99
看護の専門用語　109
看護の略語　110
患者さんが亡くなったとき　115
感染症　11, 44
感染予防　44

含嗽　47
カンファレンス　111

き
基本的日常生活動作（BADL）　22
吸引　78
急変　100
共感的理解　42
胸痛　93
胸部の観察　93
拒薬　86
起立性低血圧　55, 68

く
グルコース（BS）の基準値　98
車いすの操作　71
車いすへの移乗　69
クレアチニンクリアランス（Ccr）の
　基準値　99

け
敬体　107
経鼻経管栄養法　50
経皮的動脈血酸素飽和度（SpO$_2$）　80
ケースカンファレンス　111
血圧測定、急変時の　101
血圧（Bp）の基準値　90
血液検査　97
血液検査データ　98
血小板数（Plt）の基準値　98
血清アルブミン（Alb）の基準値　98
血清クレアチニン（Cr）の基準値　99
血清総タンパク（TP）の基準値　98
血中尿素窒素（BUN）の基準値　99
血糖測定、食前の　48

血糖値　98
解熱薬による胃腸障害　88
検温　90
検査値　97
検査の援助　72
検査の見学　74
検体検査　72

こ

抗コリン剤　74
交差感染　12
抗菌薬による下痢　88
抗体価　12
行動計画の発表　35
誤嚥予防　48, 49
呼吸音　93
呼吸苦　93
呼吸困難　81
呼吸困難感　82
呼吸の援助　78
呼吸（R）の基準値　90
個人情報　108
個人防護具（PPE）　46
午睡　70
コミュニケーション　40
コロトコフ音　92

さ

在宅酸素療法（HOT）　22
座位の保持　69
サチュレーションモニター　80
散剤　88
酸素投与　79
酸素マスク　79
酸素流量計　82

酸素療法　79

し

時間の管理　25
自己学習のコツ　27
実習着　16
実習記録　17, 106
　──の置き忘れ　108
実習中の身だしなみ　18
実習の7つ道具　16
実習の目的、目標　9
実習要項　17
シャワー浴　53
集中治療室（ICU）　29
手指衛生　45
手術の見学　29, 33
手段的日常生活動作（IADL）　22
出血傾向　98
手浴の湯温　55
床上排泄　62
常体　107
食札　49
食事の援助　47
食事のときの姿勢　49
褥瘡　66
　──の好発部位　67
食器配置　50
人体の構造と機能　24
心電図モニター　65
診療科　21

す

水痘　13, 15
水泡音　94
スタンダードプリコーション　45

索引

せ
清潔ケア 58
清潔の援助 52
清潔方法の決め方 53
清拭の湯温 56
性別役割分業 23
生命徴候 90
生理機能検査 72
セクシャルハラスメント 103
絶飲食 77
赤血球数（RBC）の基準値 98
全介助 22
蠕動音 95
潜伏期間 11
せん妄 70

そ
造影剤の排泄 77
足浴の湯温 55

た
体温（T）の基準値 90
対光反射 101
対人距離 40
脱健着患 56

ち
蓄尿 63
昼夜逆転 70
治療食 49
鎮痛薬 83
　── による胃腸障害 83, 88

つ
伝わる報告 31
爪切り 58

て
手洗い 45, 47
定時報告 35
笛声音 94
電解質 99
転倒 55, 71, 102

と
瞳孔異常 96
同時接種 15
同情と共感の違い 41
動脈血酸素分圧（PaO_2） 80
　── の基準値 98
動脈血二酸化炭素分圧（$PaCO_2$）の基準値 98
頓服 85
頓用薬、屯用薬 85

な
ナースキャップ 16
内視鏡検査 74, 77
内服のタイミング 84
ナトリウム（Na）の基準値 99

に
日常生活動作（ADL） 22
入浴 53
　── の湯温 56
尿量測定 63

ね、の
ネームプレート 16
捻髪音 94
脳神経の観察 96

は

排液バッグ　65
排泄の援助　60
排泄物の観察　64
バイタルサイン　90
肺野の聴診　94
はしか　12, 13
白血球数（WBC）の基準値　98
発達理論　23
鼻カニューレ　79
話のきっかけ　116
バリウムの排泄　77

ひ

ひげ剃り　58
標準予防策　45
標榜科、標榜診療科　21
昼の報告　36

ふ

フィジカルアセスメント　93
風疹　13, 15
副雑音　93
副作用　88
腹部の観察　95
振り返り　37
文章作法　107

へ

ヘモグロビン A1c（HbA1c）の基準値
　　　　　　　　　　　　　　98
ヘモグロビン（Hb）の基準値　98

ほ

膀胱留置カテーテル　63

報告の構造　31
報告のコツ　33
暴力　103
ホウレンソウ（報告・連絡・相談）　30

ま、み、む

麻疹　11, 13, 15
水ぼうそう　12, 13
三日はしか　12, 13
脈拍（P）の基準値　90
ムンプス　12, 13

め

免疫の有無　13
免疫力　11

ゆ

浴衣の合わせ　57
浴衣の男女の別　56

よ

予防医学　12
予防接種　14
与薬の援助　83

り、る

リハビリテーション　68
流行性耳下腺炎　13, 15
臨地実習指導者　30
臨地実習の1日　26
類鼾音　94

わ

ワクチン接種のモデル　15
「私」の目標　10